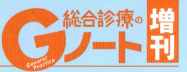

Vol.4 No.6

本当はもっと効く！もっと使える！

メジャー漢方薬

編集 吉永 亮・樫尾明彦

目からウロコの活用術

謹告

　本書に記載されている診断法・治療法に関しては，発行時点における最新の情報に基づき，正確を期するよう，著者ならびに出版社はそれぞれ最善の努力を払っております．しかし，医学，医療の進歩により，記載された内容が正確かつ完全ではなくなる場合もございます．

　したがって，実際の診断法・治療法で，熟知していない，あるいは汎用されていない新薬をはじめとする医薬品の使用，検査の実施および判読にあたっては，まず医薬品添付文書や機器および試薬の説明書で確認され，また診療技術に関しては十分考慮されたうえで，常に細心の注意を払われるようお願いいたします．

　本書記載の診断法・治療法・医薬品・検査法・疾患への適応などが，その後の医学研究ならびに医療の進歩により本書発行後に変更された場合，その診断法・治療法・医薬品・検査法・疾患への適応などによる不測の事故に対して，著者ならびに出版社はその責を負いかねますのでご了承ください．

序

漢方医の立場から

　医師の約9割が漢方薬を使用しているという調査があるように現在の医療において漢方治療は欠かせないものになっています．しかし，漢方薬を処方しているものの，その多くは，定石とばかりに，風邪に葛根湯，消化管の術後に大建中湯，食欲不振に六君子湯，BPSDに抑肝散…と単なる1対1対応で処方されていることも少なくありません．本来，漢方治療には異病同治（異なる疾患を同じ薬で治療することができるという意味）という特徴があり，1つの漢方薬を1つの疾患に限定してしまうことは非常にもったいないことです．また一方で，漢方がとっつきにくい理由として，「使い方がよくわからない」，「副作用が心配」，「院内に採用されている漢方薬が少ない」といった声もあり，漢方治療が普及するための妨げがあることも事実です．そこで本書は，多くの医療機関で採用・頻用されている，総合診療医にとっても身近であろう19の処方に絞って1対1対応にとどまらない使い方を解説しました．

　本書の大まかな構成は，下記の通りです．
- 使用頻度の高い順に漢方薬を1つずつ取り上げ解説する
  →症候からでなく，1つの漢方薬の理解を深める
- 漢方薬の概論を解説する（本文中見出しの例：❶○○湯の解説）
  →漢方薬の特徴を理解する
- 適応となる疾患や症候を個別に紹介する（➡各稿❷○○湯を使ってみよう！）
  →1対1の対応だけではない幅広い漢方治療の適応を学ぶ
- もっと効かせるための工夫を紹介する（➡各稿❸○○湯をもっと効かせる！）
  →漢方治療の次の一手を知る

　これらの特徴により，読者が臨床で出会うさまざまな症候に対して，本書で取り上げた身近な処方が「○○湯で治療可能な病態」という鑑別診断の1つとして想起できるようになることが，本書作成の大きな目的です．

　また，本書の特徴の1つとして，漢方医である私と総合診療医である樫尾先生がタッグを組んで漢方医と総合診療医のそれぞれの視点から編集を行ったことがあげられます．総合診療医にとっては難解と思われる漢方の専門用語はわかりやすく解説する，専門的な漢方医学的所見や考え方などはAdvanced columnとして掲載する，「総合診療医のギモン」や「漢方医のオススメ」を各稿に設ける，など双方の視点が活きる工夫をしました．さらに，総合診療医が漢方治療を行ううえで妨げとなっている漢方薬の副作用や漢方エキス製剤の併用に関しても，別途章を設けて解説しています．また，本書の執筆は，漢方薬について十分な使用経験をもち，かつ漢方への熱い情熱をもった第一線の臨床医の先生（漢方における私の先輩・同僚・仲間です）

にお願いしました.

　総合診療と漢方治療には，例えば，さまざまな愁訴の患者さんに対応したり，検査では異常がない症状を扱ったりと，白黒つかない部分から逃げられないこと，患者さんの周囲の状況を考慮しながら治療を行う必要があることなど，診療スタイルが共通している部分が多いと考えます．ご協力いただいた執筆者の先生のおかげで，「漢方の知恵」が凝縮された，総合診療の現場で明日から使えるクリニカル・パールが詰まった内容に仕上がったと思います．本書を通じて，1人でも多くの漢方を必要としている患者さんに適切な漢方治療が届けられ，かつ，総合診療における漢方治療が新たなステージに進むことを願っています．

2017年7月

飯塚病院東洋医学センター 漢方診療科

吉永　亮

家庭医（総合診療医）の立場から

　日常診療で，筆者は漢方薬をあくまで治療の選択肢の1つとして使用しています．そのなかで目にするのが，数年単位で患者さんが悩まされている症状について，西洋医学的な精査は，文字通りくまなくされていて，西洋医学的に治療できる原因が見つからない場合に，一度も漢方薬の投与が試みてこられなかったケースです．もしくは，症状への1対1対応の漢方薬が短期間試されていて，思うような症状の緩和が得られずに，それ以降は，漢方薬が試されてこなかったケースもあります．そういった場合に（患者さんが漢方薬に関して消極的な場合には，処方の量や期間を短めにするなどしてみるということが前提になりますが…）改めて漢方薬による治療を試みると，そのうちのいくつかのケースでは，処方したこちらも驚くほどに，短期間に症状が緩和され，患者さんも「漢方薬って1年も飲まなくてもこんなにすぐに効くんですね…！」と，漢方薬の効果の「切れ味」にはじめて気づくこともあります．

　ここまで読んでいただいた読者の方には，そんなことは漢方の初学者には無理だと感じるかもしれません．でもこのような経験は，実は特別な処方を出して起こったのではありません．漢方薬のなかでは比較的よく知られた処方でも，病名への1対1対応ではない「実はこんな使い方ができる」と紹介されている方法に従った結果だったりします．このような使い方は，漢方専門医の先生のなかでは，定石のうちに入っているものもあるかと思われます．ただ，漢方専門の研修を十分に受けていない総合診療医・家庭医のなかでは，どうしてこのような使い方

をするのか，一見わかりにくいものもあるかと考えます．

病名投与の処方でうまくいかない場合に，煎じ薬やエキス製剤以外の処方を検討し漢方専門医を紹介して，そちらに委ねるのも一法ではあるかと思われます．しかし，せっかくすぐ出せるような，いわば「ありふれた漢方薬」にもう一歩進んだ使い方があることを知れば，日常の外来で患者さんから診療の度に話されるような困っている症状に対応できるのです．今回，筆者も編集者として集まってくる原稿を読んでいて，改めて学ぶことができました．

初学者からすると，140以上あるエキス製剤を駆使することは，夢のまた夢に感じることがあるかもしれません．しかし，筆者が今まで，漢方専門外来に陪席したり，いろいろな症例発表などを見てきたなかで，初学者には手を出しにくいような珍しい処方よりは，ありふれた漢方薬でも，ふだんはそんな使い方はしないような意外な使用方法に出くわすことが少なくありません．また，漢方薬に限らずかもしれませんが，達人の域に達すると，使う処方の種類はだんだん減っていく[1]そうです．

今回，共同編集の吉永先生をはじめ，執筆をお願いした先生方には，どの医療機関でも採用のあるような身近な漢方薬を最大限に活かす方法について記述していただきました．

どんな病院に行ってもいつも目にする書籍というものはありますが，本書が，漢方を学びたい総合診療医にとって，そのような本になることを願ってやみません．

【謝辞】
今回，書籍作成のニーズに関して大学同級生の岡崎寛子先生には貴重なコメントをたくさんいただきました．大変ありがとうございました．

2017年7月

給田ファミリークリニック/和田堀診療所
樫尾明彦

◆ 文　献

1）岡部竜吾：大塚敬節とウィリアム・オスラー．総合診療，26：210，2016

Gノート 総合診療の増刊 Vol.4 No.6

本当はもっと効く！もっと使える！
メジャー漢方薬
目からウロコの活用術

contents

◆ 序文 .... 吉永 亮, 樫尾 明彦

◆ 付録：構成生薬一覧 8 (1040)

第1章　誰もが使ったことのある漢方薬
　　　　〜でもDo処方だけじゃもったいない〜

1	大建中湯（だいけんちゅうとう）	土倉 潤一郎	12 (1044)
2	芍薬甘草湯（しゃくやくかんぞうとう）	伊藤 ゆい	25 (1057)
3	抑肝散（よくかんさん）	粟谷 圭二	34 (1066)
4	六君子湯（りっくんしとう）	樫尾 明彦	45 (1077)
5	葛根湯（かっこんとう）	吉永 亮	54 (1086)

第2章　よく使われる漢方薬　〜意外とこんな症状にも使えます〜

1	小青竜湯（しょうせいりゅうとう）・麻黄附子細辛湯（まおうぶしさいしんとう）	井上 博喜	64 (1096)
2	麦門冬湯（ばくもんどうとう）	溝口 孝輔	76 (1108)
3	半夏厚朴湯（はんげこうぼくとう）	福田 知顕	85 (1117)

4 補中益気湯・十全大補湯 .... 土倉 潤一郎　99 (1131)
ほちゅうえっきとう　じゅうぜんたいほとう

5 当帰芍薬散・桂枝茯苓丸 .... 大田 静香　111 (1143)
とうきしゃくやくさん　けいしぶくりょうがん

6 加味逍遙散 .... 前田 ひろみ　120 (1152)
かみしょうようさん

第3章　もっと使いこなしてほしい漢方薬
～食わず嫌いはもったいない～

1 半夏瀉心湯 .... 村井 政史　128 (1160)
はんげしゃしんとう

2 五苓散 .... 後藤 雄輔　138 (1170)
ごれいさん

3 真武湯 .... 矢野 博美　149 (1181)
しんぶとう

4 八味地黄丸・牛車腎気丸 .... 角藤 裕　158 (1190)
はちみじおうがん　ごしゃじんきがん

第4章　知っておくべき副作用

1 偽性アルドステロン症 .... 井上 博喜　167 (1199)

2 肝機能障害と間質性肺炎 .... 吉永 亮　170 (1202)

コラム

1 漢方エキス製剤の併用の意義と法則 .... 吉永 亮　174 (1206)

2 近隣の薬局に出したい漢方薬がないとき .... 樫尾 明彦　177 (1209)

索引

処方名・生薬名の索引 180 (1212)

用語索引 183 (1215)

本書では利便性のため，漢方薬の処方例の記載にはツムラの製品番号を併記しています．
ツムラ以外のメーカーの製品にはメーカー名を併記しています．

付録：構成生薬一覧

◆ **大建中湯**（第1章-1）

- 乾姜　山椒　人参　膠飴
- 温熱作用（腸管のspasmや腹痛を緩和）
- 補気作用
- 健胃作用

◆ **芍薬甘草湯**（第1章-2）

- 甘草　芍薬
- 鎮痛・鎮痙作用

◆ **抑肝散**（第1章-3）

- 鎮静作用：釣藤鈎　柴胡
- 補血作用：川芎　当帰
- 補気作用：茯苓　蒼朮　甘草

◆ **六君子湯**（第1章-4）

- 制吐作用
- 利水作用
- 半夏　陳皮　生姜　大棗
- 補気作用：白朮　人参　茯苓　甘草

◆ **葛根湯**（第1章-5）

- 発汗作用：桂皮　麻黄
- 発汗作用を抑える：葛根　芍薬
- 筋緊張を緩める
- 生姜　大棗　甘草

◆ **小青竜湯**（第2章-1）

- 温める作用：桂皮　細辛
- 鎮咳・去痰作用：乾姜　半夏　五味子　芍薬　甘草
- 麻黄
- 発汗作用

◆ **麻黄附子細辛湯**（第2章-1）

- 発汗作用：麻黄　細辛　附子
- 温める作用

◆ **麦門冬湯**（第2章-2）

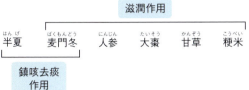

◆ **半夏厚朴湯**（第2章-3）

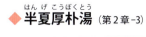

◆ **補中益気湯**（第2章-4）

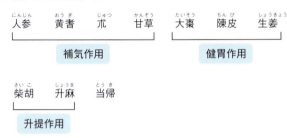

◆ **十全大補湯**（第2章-4）

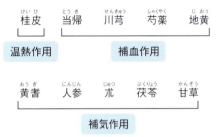

◆ **当帰芍薬散**（第2章-5）

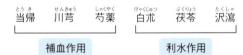

◆ **桂枝茯苓丸**（第2章-5）

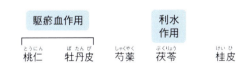

◆ **加味逍遙散**（第2章-6）

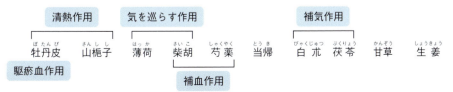

付録：構成生薬一覧

◆ 半夏瀉心湯 （第3章-1）

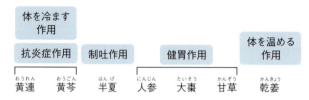

◆ 五苓散 （第3章-2）

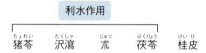

◆ 真武湯 （第3章-3）

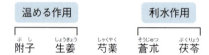

◆ 八味地黄丸・牛車腎気丸 （第3章-4）

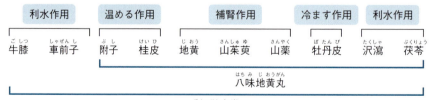

Gノート　Vol.4　No.6（増刊）2017

本当はもっと効く！もっと使える！
メジャー漢方薬
目からウロコの活用術

第1章　誰もが使ったことのある漢方薬 〜でもDo処方だけじゃもったいない〜

1　大建中湯

土倉潤一郎

総合診療医のギモン

- Q1. どんなタイプの便秘に有効ですか？
- Q2. すでに大建中湯を飲んでいて，便秘が続く場合はどうしたらよいですか？
- Q3. 消化管術後の腸閉塞予防に長期投与されていますが，投与を控えた方がよい場合はありますか？

漢方医学的ヒント　腸管の冷え

はじめに

皆さんは大建中湯＝腸閉塞の薬と思っていませんか？化学療法≠胃がん，セフトリアキソン≠肺炎と同じように，**大建中湯＝腸閉塞の薬ではありません**．下痢や便秘，過敏性腸症候群にも使用しますし，応用次第では皮膚疾患にも用いることがあります．大建中湯の名前の由来は「中（お腹）を建て直す」という意味があり，腸内環境を整えてさまざまな疾患に対応できますが，**すべての共通点は"腸管の冷え"です**．腸閉塞でも"腸管の冷え"がなければ大建中湯は適しません．一方で，"腸管の冷え"があれば，さまざまな疾患に使用できます．その理由も含めて，大建中湯をうまく使いこなすコツをお伝えしたいと思います．

1　大建中湯の解説

1）大建中湯の適応は"腸管の冷え"

これは，大建中湯の構成生薬を把握することで理解できると思います．大建中湯は乾姜，山椒，人参，膠飴の4つで構成されています（図1）．乾姜は生姜を蒸して乾燥させたもの，山椒は鰻などに使うものと同じ，人参は高麗人参，膠飴はアメですから，**大建中湯は食べ物に近い漢方薬なのです**．そのなかでも特に重要な役割を果たしている生薬は乾姜と山椒で，**「腸管を温めて腸蠕動を正常化する，腸管のspasmや腹痛を緩和する」**という働きがあります（図2）．正常化というのは，腸蠕動が亢進していたら緩め，低下していたら促進させるという，都合のよい働きをしてくれます．これは中庸（ちょうどよい状態）にする作用と言われ，大建中湯に限

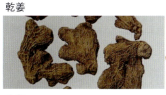
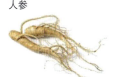
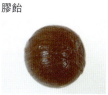

図1◆大建中湯の構成生薬

図2◆構成生薬と主な漢方医学的作用（大建中湯）

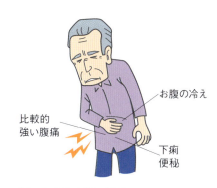

図3◆大建中湯の適応

らず，多くの漢方薬にみられます．

大建中湯では，この作用を証明した以下のような研究があります．

① **腸管運動亢進作用**

　セロトニン3型・4型受容体を介するアセチルコリン遊離促進[1]，モチリン分泌促進[2]，知覚神経におけるTRPV1（バニロイド受容体）チャネルを介した作用[3]などの機序で腸管運動亢進作用がみられた．

② **腸管運動抑制作用**

　腸管運動過亢進モデルには運動抑制作用[4]がみられた．

よって，大建中湯を使うときに腸管運動の亢進や低下といった病態を考える必要はありません．**大建中湯は腸管を温める漢方薬ですから，注目するのは"腸管の冷え"の有無だけなのです**（図3）．

一般に腸閉塞に頻用される大建中湯は便秘薬のイメージが強いようですが，**下痢にもよく使用します**．さらに大建中湯には**腸管のspasmや腹痛を緩和する**という作用があるため，腹部症状のなかでも**特に効果を発揮するのは，腹痛と腹満です**．腸管を温めて下痢に使用する漢方薬は他にもありますが，"下痢＋腹痛・腹満"の症状に対しては大建中湯が第一選択となります．よって，腸閉塞の他には過敏性腸症候群（irritable bowel syndrome：IBS）や原因不明の腹痛

などにも使用します．

また，人参には補脾益気（胃腸の働きをよくして元気をつける），膠飴には健胃作用（胃を整える），鎮痛作用，滋潤栄養作用（潤い，栄養をつける）などがあります．

 ここが大建中湯のポイント！

大建中湯は，腸管を温めてさまざまな消化器症状（下痢・便秘・**腹痛・腹部膨満**）を改善させる

2）"腸管の冷え"を見極めるためのポイント

大建中湯を"腸管の冷え"に使用することが理解できても，腸管が冷えている病態を見極めることができないと意味がありません．実際，漢方医はどのような方法で「これは腸管が冷えてそうだ．大建中湯の適応かも！」と捉えていると思いますか？

さまざまなアプローチがありますが，**最も大事な問診として**，①「冷たい飲食物で腹部症状が悪化しますか？」，②「腹部を温めると緩和しますか？」があります．例えば，腹痛や下痢がある場合，"冷たい水を飲むと悪化する""手当て，腹巻き，カイロなどで腹部を温めると緩和する"という情報を得ることができれば，"腸管の冷え"が存在している可能性があり，大建中湯の適応になります．ぜひ，消化器症状の患者さんにこの2つの問診をくり返し，大建中湯の適応者を見つけていきましょう．

その他には，暑がりよりも寒がりの人に"腸管の冷え"が多い傾向があり，暑がりでもお腹だけ冷えやすい方もいらっしゃいます．診察上，臍周囲に冷感を感じる場合も"腸管の冷え"を疑う所見と言われています．**腹巻きやカイロをお腹に貼っている場合も大建中湯の適応者であることが多いです**．腹部症状の患者さんには腹診を行うと思いますが，その際にこのような患者さんを発見した場合は「私はお腹が冷えているので大建中湯を処方してください」と訴えていると解釈してもよいかもしれません．

また，昔からの言い伝えとして「（臥位で）お腹がモコモコ動くことを確認できれば大建中湯の適応」というのがあります．これは自覚的，他覚的のどちらでも構いませんが，腹壁が薄い状態（虚弱者）で，かつ蠕動不穏があることを表しているものと思われます．

 大建中湯の処方ポイント："腸管の冷え"を見極める2つの問診

①「冷たい飲食物で腹部症状が悪化しますか？」
②「腹部を温めると症状が緩和しますか？」
どちらか1つでも該当すれば腸管の冷えがあり，大建中湯の適応となる可能性がある

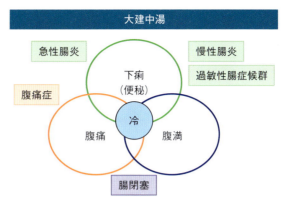

図4 ◆ 大建中湯のイメージ
お腹を温めてお腹の環境を整える.

❷ 大建中湯を使ってみよう！

　くり返しになりますが，大建中湯は"腸管の冷え"を改善し，腸内環境を正常化する働きがあります．下痢，便秘，腹痛，腹満（特に腹痛，腹満）などの症状に対応でき，これらが絡み合っている病態にも有効です．すべての共通点は，"腸管の冷え"が存在することです（図4）．では，大建中湯が主に使用される疾患について解説します．

1）腸閉塞

　便秘，腹痛，腹満が絡み合っている病態ですので，"腸管の冷え"があれば大建中湯が第一選択になります．速効性もありますので，腸閉塞による急性腹症にもよい適応です[5]．大建中湯の腸閉塞に対するエビデンスは多くありますが，一部をご紹介します．

【大腸がん開腹術後の排ガスに対する効果[6]】
対象：大腸がん開腹手術施行患者75例.
方法：大建中湯投与群（24例）および非投与群（51例）による比較試験.
　大建中湯は7.5 g/日を投与量とし，術後2日までに投与を開始し，原則術後1カ月投与．
評価：術後の経過について，術後排ガス日，術後必要入院日数および術後の腸閉塞発生率を評価.
結果：排ガスまでの期間は，大建中湯投与群で有意に短縮した．入院期間は大建中湯投与群で有意に短縮した．術後腸閉塞は，大建中湯投与群では認められなかった．

【開腹術後癒着性イレウス緩解後の腹部愁訴に対する効果[7]】
対象：開腹術後に癒着性単純性イレウスを発症した症例のうち，保存的あるいは外科的に急性症状を解除した後も，腹部不定愁訴が持続した患者86例（男性57例，女性29例）．平均年齢61.5歳．
方法：大建中湯7.5〜15 g/日，食前投与．観察期間3〜543日（平均105日）．
評価：投与前後で下記の観察項目を評価．

> ① 自覚症状 …腹痛，悪心・嘔吐，下痢，便秘
> ② 他覚的腹部所見 …腹部膨満，蠕動不穏，圧痛，腸雑音，腹部X線像による腸管内異常ガス像
>
> 結果：自覚症状改善度は「著明改善」7.9％，「改善」50.8％，「やや改善」34.9％と93.6％で改善がみられた．他覚的腹部所見改善度は「著明改善」6.4％，「改善」57.1％，「やや改善」30.1％と93.6％で改善がみられた．

このように，なぜ開腹術後の腸閉塞に大建中湯が高率に有効なのでしょうか？

開腹手術中，腸管は空調の効いた冷たい室内にさらされている状態であり，人工的に冷やされている可能性があります．腸管が冷えて腸蠕動が低下し，その後，腸閉塞が発症している場合には，腸管を温める大建中湯が適応になるのだと思われます．しかし，術後に全例が腸閉塞を発症するわけではないので，もともと体温が高く暑がりな人よりも，冷え症で腹部が冷えやすい人の方が術後腸閉塞になりやすいのかもしれません．

2）過敏性腸症候群（IBS）

"腸管の冷え"があれば，下痢型，便秘型のどちらでも適応になります．腹痛，腹満も絡む病態ですので，大建中湯が最適と思われます．**ストレスや自律神経異常などが関係していることも多いと思われますが，その場合には四逆散や半夏瀉心湯**（第3章-1を参照）**を用います．**一般的にIBSに大建中湯を使用することは稀だと思います．しかし，寒冷刺激で悪化するタイプには標準的な治療で改善しないことも多く，最終的には漢方外来へ行き着く患者さんをしばしば経験します．**"腸管の冷え"が関与するIBSは意外と多く存在し，さらに大建中湯が高率に適応になりますので，**ぜひ広く認知されることを願っています．

症例を提示します．

症例1

20歳代男性．過敏性腸症候群．
【主訴】腹痛，下痢
【現病歴】以前から慢性的に腹痛，下痢をくり返している．前医では過敏性腸症候群と診断され，内服薬を処方されているが効果はなかった．家庭環境は問題なく，ストレスでの悪化もない．11月頃から腹部症状が悪化したため来院した．
【問診】
医師：「冷たい物を飲んだり食べたりして，腹痛や下痢は悪くなりますか？」「お腹を温めると楽になったりしますか？」
患者：「はい．冷たい物をとるとすぐに悪くなりますので困ります．ビールも悪いですね．毎年，気温が低くなるこの時期から特に悪くなります」
【処方】大建中湯1回5g，1日3回（毎食前）
【経過】2週間後
患者：「漢方薬を飲んでから腹痛，下痢はほとんどありません．昨日，飲み会でビールを飲んだら少し下痢がありましたが，以前より軽かったです」

3）ウイルス性腸炎

　ウイルス性腸炎にも大建中湯をよく使用します．小腸性の下痢で**水様性**のことが多く，**炎症が軽度の場合が適応**になり，"**便臭があまりしない**"という特徴があります．炎症が強く，高熱で便臭も強い場合には大建中湯の適応ではありません〔この場合は黄芩湯（三和を使用，第3章-2を参照）〕．"腸管の冷え"がある急性腸炎には真武湯や人参湯なども使用します（第3章-3を参照）が，**腹痛や腹満を伴う場合には大建中湯が第一選択**となります．"腸管の冷え"を見極める2つの問診も大事ですが，特に急性腸炎の場合には"**便臭軽度**"も腸管が冷えている重要な情報になります（もちろん慢性下痢にも該当します）．

　速効性もあるため，30分以内に症状の改善がみられることも少なくありません．大建中湯には抗炎症作用[8]もありますが，「冷え→免疫力低下→ウイルス増殖」といった過程を大建中湯で温め改善させるために，ウイルス性腸炎にも用いられるのだと思われます．

 ここが鑑別のポイント！
　急性腸炎で"便臭軽度＋腹痛・腹満"は大建中湯

症例2

40歳代女性．ウイルス性腸炎．
【主訴】腹痛，下痢
【現病歴】昨日から腹痛，水様性下痢が頻回に出現しているため来院．周囲でウイルス性腸炎が流行している．特に生ものなどの摂取なし．発熱や嘔吐もない．
【問診】
医師：「便臭が強いと炎症が強い，便臭が弱いと炎症が軽いというのがあるのですが，いかがですか？（女性に便臭について聞くためこのような表現が望ましい）」「冷たい物をとって症状が悪くなることや，お腹を温めると楽になることはありますか？」
患者：「臭いはほとんどしないです．いつもより体が冷えるので冷たい物はとっていませんが，外を歩いているときに寒くて腹痛がありました．お腹を温めると腹痛が和らぐので，カイロをお腹に当てています」
【処方】大建中湯1回5g，1日3回（毎食前）
【経過】1週間後
患者：「前回の受診前は1日10回くらいの腹痛，下痢がありましたが，漢方薬を飲んでからは1，2回に減り，その後はすっかりよくなりました」

4）便秘

　"腸管の冷え"があれば**弛緩性，痙攣性のどちらにも用います**．"腸管の冷え"がある人は虚弱者や冷え症が多く，大腸刺激性の便秘薬で腹痛や下痢などをきたして合わないことが多いです．西洋の便秘薬で合わなかったことが大建中湯の適応を疑うきっかけになることもあります．

便秘に大建中湯を使う場合は前述の2つの問診や便臭などよりも，「**大腸刺激性便秘薬が合わない＋冷え症**」の方が役に立ちます．大建中湯は有効だが，まだ十分に効果が出ないという場合には，大建中湯＋桂枝加芍薬大黄湯（後述❸-2））なども検討してみましょう．

5）腹痛症

諸検査で異常がない原因不明の腹痛症にも有効な場合があります．大建中湯の適応かを判断するためには，前述❷-2），3）の2つの問診に加え，冷え症，冬に増悪，果物や生野菜の過剰摂取（いずれも体を冷やす）などでヒントを得る場合もあります．例えば，毎年11月頃に増悪する腹痛，果物を毎日摂取するようになってから発症した腹痛などは典型的ですが，患者さん自身は気づいていないことも多く，医療者から問診することが大切です．

❸ 大建中湯をもっと効かせる！

大建中湯の適応者を正しく選び，大建中湯を処方したとしても，効果が不十分な場合があります．服用方法や生活習慣などにも注意が必要ですし，次の一手としての漢方薬も知っておくと安心です．

1）服用方法

a）1回2包

まず，**大建中湯の通常量は1回2包**（1包2.5 g）です．これは膠飴の影響で総量が多くなっているためです．他の，膠飴が含まれている漢方薬は小建中湯や黄耆建中湯などがあり，常用量は1回2包と共通しています．1回1包で処方されている場合もありますが，効果があればそれでもよいと思われます．これは"腸管の冷え"の程度によりますので，冷えが強く，効果不十分な場合には1回2包へ増量しましょう．

b）空腹時

大建中湯は生姜，山椒，高麗人参，アメといったように食べ物に近い漢方薬です．よって十分に効果を発揮させるためには，**食事と混ざらない空腹時の服用が望ましい**と思われます．また，大建中湯は速効性もありますので，食後の腹痛・下痢などに使用する場合には食前がよいでしょう．もちろん食後でも効かないわけではありませんので，服薬アドヒアランスを考慮し，食後の服用に変更しても構いません（西洋薬との併用も可）．

c）温服（お湯に溶いて内服）

大建中湯は体（主に腸管）を温める漢方薬です．そのため，冷服よりも温服の方が，本来もっている薬能を十分に活かすことができます．**最も理想的な飲み方は「お湯に溶かして飲む」**です．大建中湯は比較的お湯に溶けやすいため，1回2包というデメリットもお湯に溶かせば苦痛でなくなりますし，味覚による評価も可能です（後述❹-1）-b））．

2）次の一手

大建中湯で効果不十分な場合には**桂枝加芍薬湯**を追加しましょう．便秘がある場合には瀉下作用の大黄が含まれる桂枝加芍薬大黄湯を使用してもよいですが，便の状態で加減する必要があるため，桂枝加芍薬湯＋西洋薬（便秘薬）でもよいと思います．

桂枝加芍薬湯に含まれる重要な生薬として芍薬があります．芍薬はこむら返りに頻用される芍薬甘草湯にも含まれています．この芍薬は「**骨格筋，平滑筋の異常痙攣を緩和し鎮痛する**」作用がありますので，骨格筋である腓腹筋のけいれん（こむら返り）にも有効ですが，平滑筋である腸管の異常痙攣にも有効です．よって，**桂枝加芍薬湯がより効果を発揮する症状は腹痛，腹満**です．大建中湯を服用しても腹痛，腹満が残存する場合には，桂枝加芍薬湯を追加してみましょう．

症例を提示します．

症例3

60歳代女性．腹膜がん．
【主訴】腹痛，腹部膨満
【既往歴】
X-3年：腹膜がん（試験開腹術）
X-2年：子宮全摘術＋両側付属器切除術，化学療法
X-1年3月，10月，11月：小腸閉塞
【内服歴】酸化マグネシウム（マグミット®），オキシコドン塩酸塩（オキノーム®）
【現病歴】X-1年11月に小腸閉塞で入院．退院後2日目に小腸閉塞を再発し再入院となった．腹膜がんの増悪があり化学療法を施行．その後，オクトレオチド酢酸塩（サンドスタチン®），大建中湯エキスを開始したが，腸閉塞が持続するためX年3月に当科へ紹介となった．

腹部症状は腹痛（NRS 2〜3/10の持続痛と1日2，3回の突出痛）と持続したお腹の張りがあった．
【問診】
医師：「冷たい飲食物で腹部症状が悪化しますか？」「腹部を温めると緩和しますか？」
患者：「冷たい飲み物でお腹が痛くなるので，夏でも温かい飲み物を飲みます．腹痛は温めると楽になります．体が冷えるので電気毛布を使っています」
【処方】大建中湯1回5g＋桂枝加芍薬湯1回2.5g，1日3回（毎食前）
（腸管の冷えがあるため大建中湯は必要と判断し，さらに腹痛，腹満が残存していたため桂枝加芍薬湯を追加した）
【経過】5日後には突出する腹痛は消失し，その後も徐々に腹痛，腹満が減少した．2週間後には腹痛，腹満ともに1/10程度へ改善し，退院となった（図5）．これまで短期間での入退院をくり返していたが，その後は4カ月間ほど自宅で過ごすことができ，再入院3カ月後に永眠された．

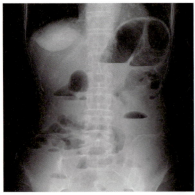
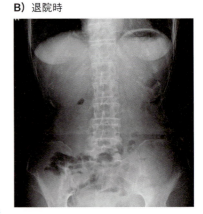

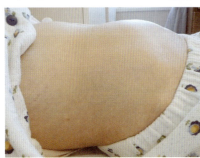

図5 ◆ 症例3：治療前後の腹部X線と腹部写真

4 効果判定はどうする？

1）効果判定

a）判定期間

　漢方薬の大原則として「構成生薬の種類が少ない方がシャープでキレがあり，薬味が多いと幅広く効くが速効性は劣る」というものがあります．例えば，芍薬甘草湯は芍薬と甘草の2つの生薬で構成されており，こむら返りに5～15分で効果がみられます．大建中湯も4つの生薬で構成されているため，比較的速効性があります．ウイルス性腸炎のような**急性疾患では30分～1時間で評価できますが，慢性疾患では数日～2週間程度で評価します**．少しでも改善がみられた場合は数カ月間継続してもよいですが，全く変化がなければ少なくとも1カ月後には次の手を考えましょう．

b）味を聞く

　大建中湯が合っているか？　大建中湯が必要な状態か？　を見極める重要な情報として"味"があります．まず，**漢方薬には「飲みやすいと体に合っている．飲みにくいと合っていない」という傾向があります**．体が欲していればそれを美味しく感じるというわけです．夏のゴーヤ，疲れたときのビールも似たような感じでしょうか．漢方薬の味はさまざまで，一般的に苦いも

のから甘いものまでありますが，大建中湯には，"腸管の冷え"があれば甘いと感じ，冷えがなければピリピリとした辛さ（苦いよりも辛い）で飲みづらい傾向があります（冷え症の方は生姜を好むことが多い）．

よって「**大建中湯が飲みやすい→腸管の冷えあり→大建中湯が必要**」ということになります．例えば，「以前，大建中湯は飲みやすかったが，最近は飲みにくくなった」という場合がありますが，これは"腸管の冷え"が改善した証拠であり，大建中湯を減量，中止する目安になります．症状が安定していても，大建中湯が飲みやすい場合はまだ腸管が冷えている可能性があり，再発予防のためにも内服を継続してもよいでしょう．

ぜひ，再受診時には症状の変化以外に，味も確認しましょう（そのためにも溶かして飲んでもらう方がよいです）．

>   **ここが鑑別のポイント！：大建中湯の必要性は味で確認する**
> ・大建中湯が飲みやすい →腸管の冷えあり →大建中湯　必要あり
> ・大建中湯が飲みづらい →腸管の冷えなし →大建中湯　必要なし

❺ その他

1）副作用・注意点

前述したように大建中湯は生姜，山椒，高麗人参，アメといった食べ物のような漢方薬ですので，**副作用はほとんどない**と言ってもよいでしょう．大建中湯に便秘薬のイメージがあるせいか，大建中湯で下痢にならないかという質問が時折ありますが，前述のように基本的には中庸（ちょうどよい状態）に作用する働きがありますので，稀だと思います．

2）中止基準

一定期間，症状の安定が維持できていれば，**減量や中止を試みてもよい**と思われます．その過程で，症状の悪化が認められた場合には再開しましょう．その確認作業を行うことで，医療者側も患者側も服薬の必要性を再確認できます．**大建中湯に関しては腸管の冷えの有無を意識**しましょう．そのために味の確認が役に立ちます．

また一般に，漢方薬を飲み忘れるようになると減量，中止を考慮します．症状が残存している場合は飲み忘れが少なく，症状が安定すると飲み忘れが増える傾向にあります．

3）生活指導

症状の安定，再発予防のためにも，腸管を冷やす行為を避けるように指導します．やはり最も大切なことは飲食物です．**冷たい物，甘い物（洋菓子・和菓子），果物全般，酢の物などは腸管を冷やします**[9]ので，**極力控えた方がよい**です．その他としては，お腹を冷やさない服装，カイロや腹巻きなどの使用も有効です．

ギモンへの回答

Q1. どんなタイプの便秘に使用できますか？

Answer "腸管の冷え" があれば弛緩性，痙攣性のいずれにも使用できます．

Q2. すでに大建中湯を飲んでいて，便秘が続く場合はどうしたらよいですか？

Answer まず，大建中湯の選択が正しいのか，すなわち "腸管の冷え" があるのかを見極める必要があります．大建中湯で効果不十分な便秘には前述した桂枝加芍薬大黄湯の追加がお勧めです．

Q3. 消化管術後の腸閉塞予防に長期投与されていますが，投与を控えた方がよい場合はありますか？

Answer 患者さんから「大建中湯の味が辛くて飲みづらい」と言われたときは減量，中止を検討しましょう．

❻ 大建中湯のまとめ

▶ この漢方薬を一言で

「腸管を温めて，消化器症状（下痢・便秘・腹痛・腹部膨満）を改善させる漢方薬」

▶ 「大建中湯の適応＝腸管の冷え」を見極める2つの問診

「冷たい飲食物で腹部症状が悪化しますか？」

「腹部を温めると緩和しますか？」

▶ 主な適応

- 腸閉塞
- 過敏性腸症候群（慢性下痢）
- ウイルス性腸炎
- 便秘症
- 腹痛症

◆ 文献

1) Satoh K, et al：Mechanisms for contractile effect of Dai-kenchu-to in isolated guinea pig ileum. Dig Dis Sci, 46：250-256, 2001
2) Satoh Y, et al：Daikenchuto raises plasma levels of motilin in cancer patients with morphine-induced constipation. J Trad Med, 27：115-121, 2010
3) Kikuchi D, et al：Intragastric Dai-Kenchu-To, a Japanese herbal medicine, stimulates colonic motility via transient receptor potential cation channel subfamily V member 1 in dogs. Tohoku J Exp Med, 230：197-204, 2013

4) Satoh K, et al：Dai-kenchu-to enhances accelerated small intestinal movement. Biol Pharm Bull, 24：1122-1126, 2001
5) 中永士師明：救急外来において大建中湯が奏効した三症例．日本東洋医学雑誌，59：77-81，2008
6) 壁島康郎，他：大腸癌手術症例における大建中湯を用いた術後リハビリテーションの検討．日本消化器外科学会雑誌，38：592-597，2005
7) 三木誓雄，松本好市：開腹術後癒着性単純性イレウス緩解後に持続する腹痛，腹部膨満などに対する大建中湯（TJ-100）の効果．Progress in Medicine, 20：1110-1111, 2000
8) Ueno N, et al：TU-100 (Daikenchuto) and ginger ameliorate anti-CD3 antibody induced T cell-mediated murine enteritis: microbe-independent effects involving Akt and NF-κB suppression. PLoS One, 9：e97456, 2014
9) 「無病息災の食べ方」（小倉重成／著），緑書房，1987

Profile

土倉潤一郎　Junichiro Dokura
所属：土倉外科胃腸科医院

もともと循環器内科医でしたが，その後，飯塚病院 漢方診療科に7年間所属しておりました．西洋からの視点を忘れず，全く漢方を知らない方でも理解できるような内容でお伝えしたいと思っております．今年から北九州市で実家のクリニックを承継します．今後は，北九州市の漢方も盛り上げていきたいと思っております．

自然と健康を科学する、漢方のツムラです。

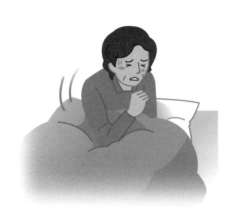

消化機能が衰え、四肢倦怠感著しい虚弱体質者の次の諸症
病後の体力増強、食欲不振、夏やせに

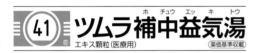
㊉41 ツムラ補中益気湯（ホチュウエッキトウ）
エキス顆粒（医療用） 薬価基準収載

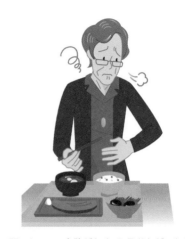

胃腸の弱いもので、食欲がなく、みぞおちがつかえ、疲れやすく、貧血性で手足が冷えやすいものの次の諸症
食欲不振、胃炎、消化不良に

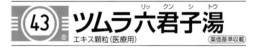
㊉43 ツムラ六君子湯（リックンシトウ）
エキス顆粒（医療用） 薬価基準収載

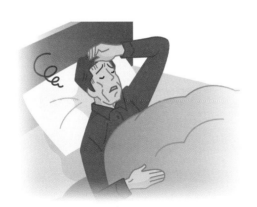

**疲労倦怠、
病後の体力低下、貧血に**

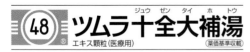
㊉48 ツムラ十全大補湯（ジュウゼンタイホトウ）
エキス顆粒（医療用） 薬価基準収載

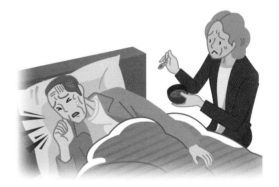

**疲労倦怠、ねあせ、
病後の体力低下、食欲不振に**

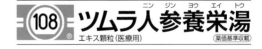
㊉108 ツムラ人参養栄湯（ニンジンヨウエイトウ）
エキス顆粒（医療用） 薬価基準収載

■各製品の効能又は効果、用法及び用量、使用上の注意等は、製品添付文書をご覧下さい。

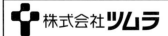
株式会社ツムラ
http://www.tsumura.co.jp/
●資料請求・お問い合せは弊社MR、またはお客様相談窓口まで。Tel.0120-329-970

(2017年2月制作) PP041043048108e01-K ㊼

第1章　誰もが使ったことのある漢方薬 〜でもDo処方だけじゃもったいない〜

2　芍薬甘草湯

伊藤ゆい

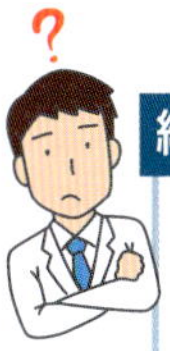

総合診療医のギモン

Q1. こむら返りに対して芍薬甘草湯は定期的に飲んだ方がよいですか？　頓服の方がよいですか？

Q2. こむら返りによく効いた患者さんから長期処方を希望された場合，どうしたらよいですか？

漢方医学的ヒント　筋肉の痙攣　疼痛

はじめに

芍薬甘草湯（しゃくやくかんぞうとう）は漢方薬の痛み止めというべき存在で，別名「去杖湯（きょじょうとう）」（杖がいらなくなるという意味）と呼ばれていました．"長く飲まないと効かない"と思われがちな漢方薬のなかで，頓服で即効性のある代表的な薬剤です．そのため救急外来などでも使用することができ，使用した直後にその場で医師・患者さんともに効果を実感できることが多く，漢方薬をあまり使ったことのない先生にも使いやすい漢方薬です．本稿を読んで芍薬甘草湯を日々の診療のなかでさらに活用していただけたら幸いです．

1　芍薬甘草湯の解説

芍薬甘草湯は急激に起こる筋肉の痙攣とそれに伴う疼痛に有効です．ここでいう筋肉とは骨格筋だけでなく，消化管・胆道・尿路などを構成する平滑筋も含みます．

芍薬甘草湯はその名の通り，芍薬と甘草の2つの生薬から構成されます（図1）．芍薬の薬理作用には鎮痛・鎮痙作用，末梢血管拡張作用，抗炎症作用，抗アレルギー作用，筋弛緩作用が

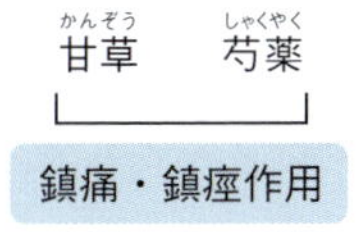

図1◆構成生薬と主な漢方医学的作用（芍薬甘草湯）

あり，甘草の薬理作用には鎮痛・鎮痙作用，抗消化性潰瘍作用，抗炎症作用，抗アレルギー作用があります[1]．

芍薬に含まれるペオニフロリンによるカルシウムイオンの細胞内流入抑制と，甘草に含まれるグリチルリチンのカリウムイオンの細胞外流出促進の相互作用により，筋弛緩作用を発揮することが考えられています[2]．さらにプロスタグランジン産生を抑制して鎮痛作用を示します[3]．

そのためこむら返りをはじめ，急性腰痛症，腹痛，尿路結石，月経痛などの筋肉の痙攣に伴う疼痛の緩和に使用できます．漢方的な診察所見として，両側の腹直筋の緊張がみられれば使用目標になります[4]．

芍薬甘草湯は他剤と比べ甘草含有量が多く，常用量7.5 g/日だと甘草6 gを含みます．そのため常用量で用いると，甘草による偽性アルドステロン症のリスクが高くなります（第4章-1を参照）．

芍薬甘草湯による偽性アルドステロン症に関して，牧ら[5]は，芍薬甘草湯の副作用の発現頻度は1.1％程度，副作用全般は投与開始15日以内に4割程度発現，低カリウム血症に関しては65歳以上で多くみられ，投与開始4週以後，芍薬甘草湯の総投与量が210 gを超えると発現が多いと報告しています．萬谷ら[6]は偽性アルドステロン症の発症頻度には用量依存的な傾向があると報告していますが，同じ投与量において長期服用の方が偽性アルドステロン症の症状の頻度が高いという傾向は明らかではないとしています．本間ら[7]は芍薬甘草湯の投与日数が長いほど，また患者さんが高齢であるほど低カリウム血症，偽性アルドステロン症の発症リスクが上昇すると報告しています．

以上から，常用量で定期内服することは避け，できるだけ少ない用量で短期間のみ使用するのが望ましい薬剤と言えます．

芍薬甘草湯の処方ポイント

- 急激に起こる筋肉の痙攣とそれに伴う疼痛を目標に使用しましょう！
- できるだけ少量，短期の使用に留めましょう

Advanced Column

腹部所見について

漢方の腹部の診察の際には患者さんを仰臥位とし，両手は身体の両脇にまっすぐ伸ばし，両足も膝を曲げずにまっすぐ伸ばしてもらいます．この状態で腹直筋が過度に緊張している"腹直筋攣急（ふくちょくきんれんきゅう）"という所見が芍薬甘草湯を使用する目標になります．典型的には季肋下部から恥骨まで腹直筋の緊張がみられます．

筋トレなど運動を活発にして身体を鍛えている人では腹直筋が発達しており，異常に緊張しているのか単に発達しているのかわかりにくいことがあります．鑑別として，力を緩めた場合に弾力があるかどうかをみること（弾力があれば異常な緊張ではない），押したときに痛みがあるかどうかをみること（痛みがあるのは異常な緊張）などが大切です[4]．

❷ 芍薬甘草湯を使ってみよう！

芍薬甘草湯が有効である病態についてそれぞれ解説していきます（図2）．

1）こむら返り

こむら返りとはいわゆる「腓＝ふくらはぎ」の筋肉が痙攣を起こすことであり，一般にはこむら返りに代表される有痛性限局性筋痙攣と広く解釈されています．腓腹筋に限らず，手指，手掌，腕，首，大腿，腹筋など全身の筋肉に起こる痙攣として取り扱われ，夜間に起こりやすいことが特徴です．

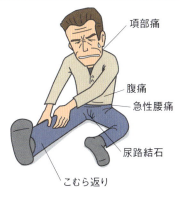

図2◆芍薬甘草湯の適応

こむら返りの原因として，慣れない運動や発汗による塩分不足，アルコール，リチウム，シメチジン，ニフェジピン，抗精神病薬，クロフィブラートなどの薬剤の他，甲状腺機能低下症，甲状腺機能亢進症，低ナトリウム血症，低カリウム血症，高カリウム血症，低カルシウム血症，低マグネシウム血症，呼吸性アルカローシス，糖尿病，肝硬変，慢性腎不全，腰部脊柱管狭窄症などで多く生じます．慢性腎不全患者では血液透析後によく生じます．

痙攣している筋肉を他動的または自動的に伸展することで治すことができますが，その痛みは強く，再発することも少なくありません．海外では夜間の下肢痙攣に硫酸キニーネを使用する国もありますが，本邦にそのような薬剤はありません．また硫酸キニーネが効かない夜間に下肢痙攣を起こす高齢患者で，最も痙攣を軽減したのはベラパミルであったという報告もありますが，本邦では適応外です．諸外国では夜間の下肢疼痛を軽減させるためにマグネシウム塩が広く用いられているようです[8〜10]．

一方，漢方薬にはこむら返りに有効な薬が複数あります．なかでも芍薬甘草湯はすみやかに効果を感じることができる薬剤であり，一度服用すると内服継続を希望する患者さんが多いです．症状出現時の頓用のほか，眠前に内服することで夜間のこむら返りの予防になります．しかし，前述の通り芍薬甘草湯は常用量で長期処方をするには適しておらず，継続するとしても1回2.5g眠前投与が望ましいです．

こむら返りには芍薬甘草湯以外に疎経活血湯，柴苓湯，八味地黄丸，五苓散，柴胡桂枝湯，苓姜朮甘湯，柴胡加竜骨牡蠣湯，四物湯，真武湯などが有効と報告されています[10]．これらの薬剤は芍薬甘草湯に比べ即効性には劣りますが，こむら返りを予防する漢方薬として使用することができます．

筆者は，こむら返りをくり返している患者さんには**疎経活血湯**をよく処方します．疎経活血湯は芍薬甘草湯が無効であったこむら返りに対して有効との報告があります[11]．さらに，夜間から明け方のこむら返りに対して眠前5gの疎経活血湯の有効率が高い可能性があり[12]，それに準じた処方をしています．

疎経活血湯は芍薬甘草湯に比べて甘草含有量が少なく（常用量で1g/日），偽性アルドステロン症のリスクが低くなります．また，同時に慢性的な腰痛や坐骨神経痛などを軽減させる作用もあることから，こむら返りの予防に長期内服を希望する患者さんに対して使用しやすい処方です．こむら返りの予防薬を希望された場合や芍薬甘草湯を使用しても改善しない頑固なこむら返りの場合などに使用を検討してみてください．

> **処方例** 疎経活血湯（53）1回5g（眠前），1日1回14日分
> 　　　　　（夜間から明け方に起きる場合）
> 　　　　　疎経活血湯（53）朝食前2.5g，眠前5g　14日分
> 　　　　　（日中も起きる場合）
> 　　　　　芍薬甘草湯（68）1回2.5g 頓服，10回分
> 　　　　　（足が攣ったとき，足が攣りそうなとき）
> 　　　　　芍薬甘草湯（68）1回2.5g（眠前），1日1回14日分
> 　　　　　（できるだけ短期処方に留める）

2）熱中症

熱中症は暑熱環境への適応障害によるさまざまな病態の総称です．有痛性筋痙攣も症状の1つであり，横紋筋融解から急性腎障害への進展を防止するために筋痙攣を早急に抑制することが重要です[13]．

救急車で搬送されることも多い病態であり，重症度に応じて全身冷却や脱水補正のための補液を行うことが優先されますが，同時に内服が可能な状態であれば芍薬甘草湯を1回で5〜7.5g内服してもらうことですみやかに筋痙攣が消失します．1回5〜7.5gを1日に何度も服用し，それが連日の服用となってしまうのは避けるべきですが，症状出現時の頓服として非常に有効です．

芍薬甘草湯は熱中症の有痛性筋痙攣に有効ですが，熱中症の予防や夏バテに有効な漢方薬も複数あります．例えば**五苓散**は水分代謝を改善させることで熱中症や脱水を予防することができます（第3章-2を参照）．夏の屋外作業に伴う筋のこわばりや易疲労感が五苓散の投与により改善したという報告があります[14]．食欲低下・倦怠感を伴う夏バテには**補中益気湯**（ほっちゅうえっきとう）が有効です（第2章-4を参照）．**清暑益気湯**（せいしょえっきとう）は補中益気湯と同様に夏バテ症状に有効ですが，熱中症の予防効果もあります[15, 16]．

> **症例1**
> 40歳男性．
> X年8月，連日屋外作業が続き，数日前から両下腿の筋痙攣を自覚していた．受診日も朝から屋外作業をしており，水分，スポーツドリンクなど多量に摂取していたが，18時頃から足だけでなく全身の筋痙攣出現，疼痛が強いため救急外来を受診したが，待合室にて疼痛増強，体動困難となった．腋窩温37.1℃，全身発汗著明，エコーにて下大静脈は虚脱しており，病歴から熱中症と診断．輸液開始とともに芍薬甘草湯5gを内服したところ，15分後には全身筋痙攣が緩和，疼痛消失し，体動可能となった[17]．

3）腰痛症

　　急性腰痛症に有効ですが，この場合も1回で5〜7.5gと多めに飲むことで効果が得られることが多いです．冷えが腰痛に関与していると思われる場合，例えばもともと冷え性の人で冬場の気温が急激に下がった日に急に腰痛が出現した場合などには，身体を温める生薬である附子が加わった芍薬甘草附子湯が有効であることがあります．

　　慢性的に腰痛がある人には芍薬甘草湯よりも八味地黄丸（第3章-4を参照）や疎経活血湯などの他剤での治療が望ましいでしょう．

症例2

36歳女性．
X年2月，特に誘引なく腰痛が出現（ペインスケール6/10）した．疼痛は体動時に増強する．X線上，明らかな異常所見はなし．ロキソプロフェンナトリウム内服にて症状改善なし．もともと冷え性であり，症状出現前に気温の低下があったことを考慮し，芍薬甘草湯5g＋三和加工ブシ末1g内服したところ，ペインスケール1/10まで疼痛軽減を認めた．

4）腹痛

　　芍薬甘草湯は救急外来における疼痛，とりわけ急性胃腸炎による疼痛軽減に有効であるとの報告があります[18]．また後述のような胆石・尿路結石に伴う疼痛，月経痛などの他，検査上異常所見を認めない原因不明の腹痛の際にも使用してみる価値がある薬です．

5）胆石・尿路結石

　　胆石や尿路結石のような石による疼痛は平滑筋のspasmによって生じるため，芍薬甘草湯を頓服として1回5〜7.5g程度を服用させると有効です．芍薬甘草湯は正常な蠕動は阻害せずに異常緊張のみをとる点が一般の鎮痙薬と異なります．そのため，お腹が張ったりすることなく痛みが緩和し，排石を促進してくれることもあります[19]．

　　井上ら[20]は，芍薬甘草湯は尿管結石の疝痛発作に対して即効性があり，NSAIDsよりも有意に鎮痛効果が認められたと報告しています．疼痛が強く嘔気を伴うような場合は内服が困難かもしれませんが，制吐薬を併用したり，お湯に溶かした芍薬甘草湯を少し冷ましてから，シリンジを用いて少量ずつ内服させたりといった方法もあります．

症例3

67歳男性．
数日前から排尿時違和感を自覚，その後右腰背部痛が出現したため来院．CT上，右尿管結石・尿管拡張を認めた．ジクロフェナクナトリウム坐剤挿肛，ペンタゾシン（ペンタジン®）静注したが疼痛の改善が得られず，芍薬甘草湯5g内服したところ，疼痛が改善した．

6) 月経痛

月経痛にも有効ですが，効果を高めるために，月経発来の5〜7日前からの服用も推奨されています[1]．月経痛の出現後に頓服とするのであれば，短期間に限って5〜7.5gと多めに使用します．また女性は冷え性の人が多く，月経痛は温めると改善する特徴があることから，温めて鎮痛作用のある附子が含まれる芍薬甘草附子湯とすることで効果を高められる可能性があります．

月経困難症に対して有効な漢方薬は複数あり，ここでは月経痛のときに効果を期待できる薬に話を留めますが，月経時のキューっとした下腹部の痛みには当帰建中湯も使用します．頓服でも効果がありますが，芍薬甘草湯と同様に月経発来5〜7日前からの服用が有効です．冷えがある場合にはやはり附子を加えます．

> **症例4**
> 51歳女性．
> 婦人科にて子宮筋腫を指摘されているが，特に治療の必要はないと言われている．月経痛が強く，市販薬の痛み止めや過去に処方されたロキソプロフェンナトリウムを複数回内服したが，症状改善なく受診．腹部診察にて明らかな異常所見なし．観察室にて芍薬甘草湯5g内服したところ，30分程度でペインスケール10/10→2/10まで疼痛軽減を認めた．

処方例 疼痛時頓服：

芍薬甘草湯（68）1回2.5〜5g，疼痛時 または，
当帰建中湯（123）1回2.5g，疼痛時：
　どちらも冷えがある場合，加工ブシ末（三和S-01）1回0.5gを併用
　または，
芍薬甘草附子湯（三和SG-146）1回1.5g〜3g疼痛時

月経前1週間〜月経時内服：

芍薬甘草湯（68）1回2.5g，1日3回（毎食前） または，
当帰建中湯（123）1回2.5g，1日3回（毎食前）：
　どちらも冷えがある場合，加工ブシ末（三和S-01）1回0.5g，1日3回を併用　または，
芍薬甘草附子湯（三和SG-146）1回1.5g，1日3回（毎食前）

7) 吃逆

吃逆には柿蒂湯という柿のへただけを煎じたものが有名ですが，これはエキス製剤にはありません．エキス製剤だと呉茱萸湯や半夏瀉心湯（第3章-1を参照）が主に使用されますが，吃逆も横隔膜の異常な痙攣と考えて芍薬甘草湯が有効な場合もあります[1]．

8）高プロラクチン血症

近年内分泌系への作用機序の研究から高プロラクチン血症，高テストステロン血症による無排卵性不妊症に試みられています[21]．また，同様に性ホルモンに対する作用から，月経発来5〜7日前からの服用で，月経に関連して増悪する尋常性痤瘡に使用する方法も勧められています．

9）化学療法の副作用対策

化学療法において広く用いられているパクリタキセルは副作用として高度の筋肉痛を呈することが知られています．この筋肉痛はNSAIDsでは十分な疼痛緩和が得られないこともありますが，芍薬甘草湯を用いることで，筋肉痛の程度および持続日数が有意に改善されて，パクリタキセルを含む化学療法を継続するうえで有効であることが報告されています[22]．

❸ 芍薬甘草湯をもっと効かせる！

前述のように，急性の症状に対して頓服で用いることの多い芍薬甘草湯ですが，まずは他の漢方薬と同様，白湯に溶かして服用することが重要です．急性期には2倍量から3倍量（5〜7.5 g）を投与することで効果が得られますが，このような投与法は数日程度に留め，長期的な投与が必要な場合には予防的に用いられる疎経活血湯や八味地黄丸などの他剤への変更を検討してください．

また，冷えを伴う場合には身体を温める生薬である附子を加え，芍薬甘草附子湯として使用することで効果が得られることがあります．

> **処方例** 芍薬甘草湯（68）1回5 g（効果不良時1回7.5 g），頓服5回分　または，
> 芍薬甘草湯（68）1回5 g＋加工ブシ末（三和S-01）0.5 g，頓服5回分　または，
> 芍薬甘草附子湯（三和SG-146）1回1.5〜3 g，頓服5回分

ギモンへの回答

Q1. こむら返りに対して芍薬甘草湯は定期的に飲んだ方がよいですか？　頓服の方がよいですか？

Answer 芍薬甘草湯は基本的には頓服で飲んだ方がいいと思います．しかし，こむら返りに有効であるがゆえに芍薬甘草湯を予防的に内服したいと定期的な内服を希望されることも多く，また定期的な内服でこむら返りを予防できるのも事実です．

そのため服薬指導が非常に大切だと思います．副作用の説明を行いつつ，まずは芍薬甘草湯の頓服での使用を提案します．こむら返りをくり返している人のなかには，運動や疲れの程度で"今日はこむら返りが起きそうな気がする"という感覚をもっている人もおり，そのようなときの予防内服を提案してもいいでしょう[23]．

Q2. こむら返りによく効いた患者さんから長期処方を希望された場合, どうしたらよいですか？

Answer 連日のようにこむら返りをくり返している人には予防・治療薬として疎経活血湯など他剤での長期処方をお勧めします. どうしても芍薬甘草湯の長期処方を希望された場合には, 眠前2.5gの1回投与とします.

長期処方となった場合, 使用量が多い場合にはやはり偽性アルドステロン症に注意が必要です. 浮腫の増悪や血圧の変動に注意し, 定期的な血液検査でカリウム値などを評価し, 偽性アルドステロン症が考慮される場合には内服中止とするべきでしょう.

❹ 芍薬甘草湯のまとめ

▶ この漢方薬を一言で

「芍薬甘草湯は漢方薬の痛み止め, 即効性あり！」

▶ 主な適応

- こむら返り
- 熱中症
- 腰痛症
- 腹痛
- 胆石・尿路結石
- 月経痛

◆ 文 献

1) 森本充男, 他：芍薬甘草湯. 臨床麻酔, 29：1365-1367, 2005
2) 木村正康：漢方方剤による病態選択活性の作用機構. 代謝, 29：9-35, 1992
3) Imai A, et al：Possible evidence that the herbal medicine shakuyaku-kanzo-to decreases prostaglandin levels through suppressing arachidonate turnover in endometrium. J Med, 26：163-174, 1995
4)「はじめての漢方診療ノート」（三潴忠道/著), 医学書院, 2007
5) 牧 綾子, 他：ツムラ芍薬甘草湯エキス顆粒（医療用）の副作用発現頻度調査. 診断と治療, 104：947-958, 2016
6) 萬谷直樹, 他：甘草の使用量と偽アルドステロン症の頻度に関する文献的調査. 日本東洋医学雑誌, 66：197-202, 2015
7) 本間真人, 他：芍薬甘草湯と小柴胡湯の連用が血清カリウム値に及ぼす影響. 薬学雑誌, 126：973-978, 2006
8) 熊田 卓：こむら返りに対する芍薬甘草湯の効果. 漢方と最新治療, 25：91-95, 2016
9)「マイナーエマージェンシー」（Buttaravoli P/著, 大滝純司/監訳, 齊藤裕之/編), 医歯薬出版, pp476-477, 2009
10) 伊藤 隆：こむら返りに対する四物湯などの漢方薬の臨床効果（芍薬甘草湯以外). 漢方と最新治療, 25：103-109, 2016
11) 田原英一, 他：芍薬甘草湯が無効で疎経活血湯が奏功したこむら返りの4例. 日本東洋医学雑誌, 62：660-663, 2011

12) 土倉潤一郎，他：再発性こむら返りに疎経活血湯を使用した33例の検討．日本東洋医学雑誌，68：40-46，2017
13) 中永士師明：熱中症に付随した有痛性筋痙攣に対する芍薬甘草湯の治療経験．日本東洋医学雑誌，64：177-183，2013
14) 吉永 亮，他：離島診療所における漢方治療．日本東洋医学会雑誌，63：31-36，2012
15) 大野修嗣：熱中症の漢方治療．漢方と最新治療，23：99-102，2014
16) 横田廣夫：熱中症予防に対する清暑益気湯の臨床効果．漢方と最新治療，23：115-119，2014
17) 前田ひろみ，他：飯塚病院月曜カンファレンス臨床経験報告会より／通算24『最近の治験・知見・事件!?』パートⅡ⑨．漢方の臨床，60：1652-1658，2013
18) 櫻井貴敏，他：救急外来における疼痛軽減に対する芍薬甘草湯の有効性．日本東洋医学雑誌，66：34-39，2015
19) 「はじめての漢方診療 十五話［DVD付］」（三潴忠道／著），pp189-190，医学書院，2005
20) 井上 雅，他：尿管結石による疝痛発作時の芍薬甘草湯の効果．日本東洋医学雑誌，62：359-362，2011
21) 「漢方診療のレッスン 増補版」（花輪壽彦／著），金原出版，2003
22) 日高隆雄，他：Paclitaxel投与による筋肉痛に対する芍薬甘草湯の効果．産婦人科漢方研究のあゆみ，17：79-83，2000
23) 橋爪圭司，神原政仁：芍薬甘草湯エキス顆粒剤の維持用量および副作用．漢方と最新治療，25：97-101，2016

Profile

伊藤ゆい　Yui Ito
所属：伊江村立診療所
専門：日本東洋医学会漢方専門医，日本内科学会認定医，日本プライマリ・ケア連合学会認定医・指導医

沖縄県の北部にある伊江島という離島の無床診療所で漢方薬を併用しながら診療に当たっています．
都会でない，入院施設もない，あるものは限られている．離島だからこその難しさ，離島だからこその素晴らしさを日々実感しています．

第1章　誰もが使ったことのある漢方薬 〜でもDo処方だけじゃもったいない〜

3　抑肝散

栗谷圭二

総合診療医のギモン
Q1. どのようなタイプの認知症の行動・心理症状（BPSD）に効果があるのでしょうか？
Q2. BPSDに対して抗精神病薬よりも抑肝散の方がよい場合を教えてください．
Q3. BPSDの症状が落ち着いたら止めてもいいのでしょうか？

漢方医学的ヒント　肝の昂り　多怒　不眠　性急　子母同服　BPSD

漢方医のオススメ　小児にも成人にも抑肝散は使えます！

はじめに

　抑肝散は薛己（1487〜1559）という中国明時代の人が創成した処方[1]です．漢方エキス製剤としては2000年初頭までは影の薄い処方でした．しかしIwasakiらが2005年にはじめてランダム化比較試験（randomized controlled trial：RCT）で認知症の行動・心理症状（behavioral and psychological symptoms of dementia：BPSD）の改善を報告[2]してから抑肝散のBPSDに対する使用量は年々増加し，現在の処方量はすべてのエキス製剤のなかで大建中湯，芍薬甘草湯に次いで第3位となっています．しかし「**抑肝散イコールBPSD**」という認識があまりに浸透したため，抑肝散本来の魅力が逆に損なわれているのではないかと危惧しています．本稿ではBPSDに対する抑肝散の効果とともに抑肝散の違った魅力をお伝えできればと思います．

1　抑肝散の解説

　抑肝散が誕生したのは今からおよそ450年前です．450年前というと古い処方のように感じますが，葛根湯が誕生したのは今から1800年ほど前ですので抑肝散は葛根湯に比べると新しい処方です．この処方をさまざまな視点から解説します（図1）．

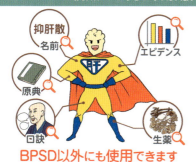

図1◆抑肝散をさまざまな視点から紐解く

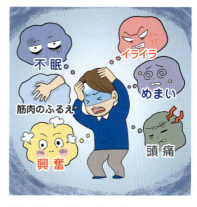

図2◆肝の病的亢進症状

1）名前から

　名は体を表すとの言葉通り抑肝散は病的に昂った「肝」を抑える散剤（粉薬）です．肝は西洋医学の肝臓ではなく，漢方的な五臓（肝・心・脾・肺・腎）としての肝です．肝が病的に昂ると**怒りっぽくなったり，少しのことで興奮したり，イライラしたり，感情の規制ができなかったり，大声を上げたり，眠れなかったり，筋肉がふるえたり，めまいや頭痛や耳鳴りがしたりします**（図2）．抑肝散はこれらの症状を改善するためにつくられた処方[3]です．抑肝散がBPSDに応用されたのもBPSD同様の症状が出現するためです．しかし病的に肝が昂るのは認知症患者に限らず，多くはストレスが悪化因子になるため，抑肝散は小児から高齢者まで多くの方に適応となると考えられます．

　余談ですがエキス製剤には半夏瀉心湯（第3章-1を参照），牛車腎気丸（第3章-4を参照）など五臓の名を冠した処方がたくさんあります．これらの処方を漢方医学的な五臓の観点から見つめ直すと新たな発見があるかもしれません．

2）原典から

　何事もルーツを知ることは重要です．漢方薬の理解も原典に立ち返って考えることがとても大切です．抑肝散の原典は1550年に薛己により著された『保嬰金鏡録』という書物です．そこには「**虚弱で神経質な小児のひきつけ，夜泣き，歯ぎしり，痙攣，動悸，食欲不振，不眠に用いる**」との記載[4]があります．BPSDのイメージが強いため意外に感じるかもしれませんが，抑肝散は本来小児用の処方です．そもそも原典である『保嬰金鏡録』の「嬰」は嬰児の嬰で「乳飲み子を含む小児」，「保」は保険・保障の保で「守る」という意味であり，抑肝散は小児医学書からの引用なのです．

　また原典には「**子母同服**」という記載があります．これは病児の母親にも抑肝散を服用させると，その子どもの症状改善に効果があるということです．つまり母親の肝の昂りが子どもに悪影響を与え，またその逆も然りということです．これは介護現場にも当てはまります．BPSDを増悪させうる介護者の対応（表）[5]が知られていますが，これらの対応は肝の昂りを背景と

表 ◆ BPSDを増悪させうる介護者の対応

- 患者の日課または環境に予期しない突然の変化をもたらす
- 強制する．例えば，患者に何かを一定のやり方でするように，あるいは特定の服を着るように主張する
- 患者の能力を超えるようなことを要求する
- 患者に対して極端に批判的な態度をとる
- 患者の要求を無視する
- 極端に厳格もしくは支配的な態度をとる
- 思い出させるために何度も急かしたり質問したりする
- 患者に対して怒ったり，攻撃的な態度をとったりする
- 激昂する
- 患者に対し，子どもに対するようなみくびった話し方をする

（文献5より引用）

するものもあり，抑肝散の適応となることが多いです．抑肝散投与を考慮する認知症患者の存在からはその介護者にも抑肝散を含む漢方治療を考慮する必要があります．木村らは介護者が抱える諸症状が抑肝散およびその加味方により改善した8症例を報告[6]しています．子母同服ならぬ認知症患者・介護者同服です（私は**認介同服**と呼んでいます．図3）．漢方治療に限りませんが患者さんの生活環境や家族関係の調整にわれわれ総合診療医は常に目を配る必要があります．

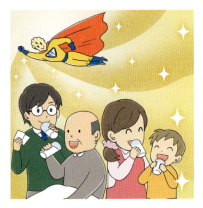

図3 ◆ 子母同服＆認介同服

3）構成生薬から

漢方薬は多くの生薬が組合わされて1つの処方となっています．例えば西洋薬でも降圧薬のミカトリオ®はアンジオテンシンⅡ受容体拮抗薬であるテルミサルタン，Ca拮抗薬であるアムロジピン，サイアザイド系利尿薬であるヒドロクロロチアジドという3つの成分を含む合剤です．ミカトリオ®を処方する際は3つの異なる作用機序を有する降圧薬の合剤ときちんと理解して投与することは当然のことです．抑肝散を処方する際にもそこに含まれている構成生薬を理解することは非常に重要です．江戸時代の名医である尾台榕堂の『方伎雑誌』は「漢方医術を習得するには，漢方薬の方意を理解することが重要であり，漢方薬の方意を理解するためにはそこに含まれる個々の生薬の働きを理解する必要がある」という書き出し[7]ではじまっています．抑肝散は柴胡・甘草・当帰・川芎・蒼朮・茯苓・釣藤鈎という7つの生薬からなっています（図4）．詳しい生薬解説はさておき，抑肝散はストレスを軽減し気の巡りを改善する柴胡・甘草，血を補う作用がある当帰・川芎，水分代謝を改善する蒼朮・茯苓の協調作用により気・血・水のバランスを整え，これに肝の昂りを抑える釣藤鈎を配した生薬構成になっています．

漢方を日常診療にとり入れて間もない頃は生薬まで考えて投与するのは難しいかもしれませ

鎮静作用	補血作用	補気作用
釣藤鈎　柴胡	川芎　当帰	茯苓　蒼朮　甘草

図4 ◆ 構成生薬と主な漢方医学的作用（抑肝散）

んが，漢方診療をしているとなかなか適切な処方が見つからない「壁」に必ずぶつかります．そのようなときにはぜひ構成生薬に注目してください．きっと新たな突破口が見つかると思います．

4) 口訣から

日本漢方では歴代の名医が漢方治療および漢方薬理解の要点を短い言葉で綴った「口訣」というものが非常に重要視されてきました．この口訣は短い時間で臨床のコツと漢方薬方意を習得するのに有用なため現代まで連綿と受け継がれています．代表的な口訣集である浅田宗伯の『勿誤薬室方函口訣』には，江戸時代の名医である目黒道琢の口訣を引用して「患者に問診で怒りの有無を聞いて，怒りがあると答えれば抑肝散は必ず効果がある」と記載[8]されており，「**怒り**」という感情が非常に重要視されています．また小児や認知症患者などは言葉で表現することが苦手もしくは困難で，自ら怒りという感情を吐露してくれないことが多く「**声なき怒り**」に耳を傾けることも重要です．

少し専門的ですが，漢方の理論体系として陰陽五行説というのがあります．五行で肝と青は関連があり，心と赤は関連があります．抑肝散の怒りは「**青筋を立てる怒り**」，黄連解毒湯や三黄瀉心湯などの瀉心湯類の怒りは「**顔を真っ赤にする怒り**」と例えられることがあります．あまりに固執すると失敗の元になりますが，こんなところから陰陽五行説を学ぶのも楽しいかもしれません．

> **ここが臨床のコツ**
> - 抑肝散の適応を見分けるには「怒り」の聴取が重要
>   （声なき怒りに耳を傾ける）
> - 怒った顔の顔色（「赤」と「青」）に注目！
>   →抑肝散は「青」

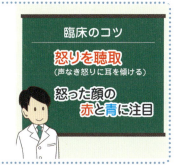

5) エビデンスから

抑肝散の処方量がここ10年で爆発的に増えたのはBPSDに対して多くのエビデンスが蓄積されたことによります．2005年のIwasakiらの報告以降，4大認知症であるアルツハイマー型認知症（Alzheimer's disease：AD），レビー小体型認知症（dementia with Lewy bodies：DLB），血管性認知症（vascular dementia：VaD），前頭側頭葉変性症（fronto-temporal lobar degeneration：FTLD）に伴うBPSDにおいて改善効果[9~12]が認められています．そのほかにもレム睡眠行動障害，むずむず足症候群，抗精神病薬誘発性の遅発性ジスキネジア，統合失調症，慢性疼痛，注意欠陥多動性障害，パーキンソン病などの報告[13, 14]もあり今後のさらなる研究が期待されます．

> **抑肝散の処方ポイント**
> 　肝からのSOSを見逃さない！（図2参照）

❷ 抑肝散を使ってみよう！

1）BPSD

　BPSDは大きく分けて陽性症状と陰性症状があります．特に興奮，イライラ，大声，不穏，幻覚，妄想などの陽性症状は漢方医学的には肝の病的亢進症状と近似し，抑肝散を投与する目標となります．認知症と一括りにされますが，ADとVaDでは早期は記憶障害が主なのに対し，DLBとFTLDでは診断基準[15]にBPSDの項目があり初期からBPSDが前面に現れる場合もあります．そのため例え患者さんの病識が乏しく，介護者が介護負担を訴えなくても，抑肝散投与の必要性を検討すべきだと思います．

　一方，BPSDの陰性症状である無気力，無言，無関心などを総括して発動性の低下を意味する「アパシー」と表現されることもありますが，このアパシーが前面に出る場合は抑肝散が適応とならない場合が多いですので，まずはBPSDの陽性症状を目標に投与されてみてはいかがかと思います．

　BPSDに対しては抗精神病薬も多く使われています．しかし2005年米国食品医薬品局が認知症高齢者に非定型抗精神病薬を使用すると1.6～1.7倍死亡率が上がることを警告しています．また高齢者は生理機能の個人差が大きく副作用が強く出る可能性があります．特にDLBは診断基準示唆的特徴に「顕著な抗精神病薬に対する感受性」があり注意が必要です．筆者は暴言・暴力など抗精神病薬が適応となる急性症状を除いて，可能な限り漢方薬を使用することが望ましいと思います．

　抑肝散投与により症状が落ち着いた場合の減量・中止の明確な指針はありません．Mizukamiらは抑肝散とプラセボの4週間クロスオーバー試験で，はじめに抑肝散投与群により改善したBPSDは中止後も4週間は症状の再燃を認めなかったと報告[16]しており，症状がいったん落ち着けば減薬や中止を考慮する必要はあると思います．しかし筆者の経験では抑肝散を急に中断した際の再発は決して少なくありません．筆者は症状が落ち着いても2～3カ月は，眠前に1包（2.5 g）だけなど少量で継続しています．

　実際の症例（BPSD）をご紹介します．

症例1

91歳女性．

【主訴】暴言・介護抵抗・不眠

【病歴】軽度の物忘れはあるものの認知症の進行は緩徐で，腰痛および高血圧加療のため，元気に筆者の外来に通院．しかし主介護者であるお嫁さんの病気で自宅での介護が困難になり，介護施設に入所され主治医が変更になった．それから5年ほどして筆者が嘱託医をしている介護施設に転居され訪問診療することになった．この患者さんが，外来に来られていた頃は穏やかで，お話し好きで，よく冗談を言われていた．5年ぶりの再会では以前の面影は消え，目が吊り上がり怪訝そうな顔で別人のようだった．そして施設職員の話では，何より困るのは，他入所者への暴言，介護職員への唾吐きや叩くなどの介護抵抗，夜間の不眠とのことだった．

【処方】抑肝散　1回2.5g，1日2回（朝・夕食後）14日分

　上記の処方で開始しましたが，開始後すぐに暴言，暴力，不眠は落ち着きました．その後は訪問診療のたびに，筆者を見つけると手を振って笑顔で挨拶をしてくれるようになりました．顔も以前の優しく穏やかな顔に戻りました．改めて漢方薬はいいなと思う症例です．

　認知症患者では中核症状のために問診，脈診，腹診などの漢方医学的診察が困難なときがあります．現実的な対応として抑肝散は甘草による偽性アルドステロン症以外に目立った副作用はなく[17]，BPSDの陽性症状がみられたら，「抑肝散をまずは2週間投与して反応をみる」というのも1つの手だと思います．もちろん抑肝散で全く効果がない場合もありますが，抑肝散が無効という情報は次の漢方一手を選択するときにとても重要な判断材料になります．抑肝散が無効ということは決して漢方治療の限界ではなく，次への挑戦のはじまりなのです．抑肝散が無効なときはイライラや不眠を改善させる柴胡加竜骨牡蠣湯，血流改善作用のある桃核承気湯，気力や体力を補うような作用のある人参養栄湯，補中益気湯が有効な場合があります．また**赤い怒り**として触れましたが黄連解毒湯との鑑別は重要[18]です．黄連解毒湯の適応症では怒りから顔が赤くなって，訳のわからないことを言ったり，不穏になったりします．また動悸や胸苦しさなど胸部の症状がみられることもあります．教科書には典型例が記載されるため，漢方薬の鑑別は簡単なように錯覚しますが，実臨床では判断に迷う症例がほとんどです．黄連解毒湯と抑肝散でも実臨床では同じ患者さんで病状により黄連解毒湯と抑肝散を交互に用いたり，場合によっては一緒に投与するときもあります．漢方治療に限りませんが臨床の機微は言葉では言い表せないため，実際に漢方薬を使っていただいて会得するしかないと思います．昭和から平成にかけて活躍した漢方名医である藤平健は「**3回目までの漢方処方変更で治療がうまくいけば大成功**」という趣旨の言葉を残しています．患者さんや家族の負担軽減をめざして**ああでもない，こうでもない**と試行錯誤する過程で抑肝散の使い方が上手になり，漢方治療技術は格段に進歩していくと思います．

> **処方例**　抑肝散（54）1回2.5g，1日2回（朝・夕食後）14日分
> まずは2週間投与して反応をみる．

2) BPSD以外

抑肝散はBPSD以外でも肝の昂りによる諸症状に効果があります．易怒性，不眠，性急には特に効果的です．例えば，ちょっとしたことで妻にいらだち，目尻を吊り上げて怒鳴る夫（極端な例だと**DV夫**），些細なことで子どもを金切り声で叱り，ひどいと手が出る母親（**ヒステリックママ**），落ち着きがなく，大声で騒いだり泣いたり手足をばたつかせたりする子ども（**癇の強い子**）などがイメージしやすいかと思います（図5）．抑肝散の適応を思い浮かべる患者さんは言語表現が上手ではなく怒鳴って相手の言葉を遮ったり，上手く言葉で表現できないため物に当たることがあります．すべての患者さんに当てはまるわけではありませんが，抑肝散の適応をイメージする患者さんは感情のコントロールが苦手な印象を受けることがあります．

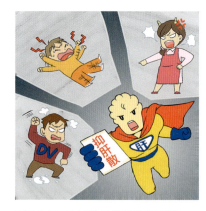

図5 ◆ BPSD以外の抑肝散典型例

実際の症例（子母同服）をご紹介します．

症例2

1歳男児．

【主訴】夜泣き

【病歴】37歳の女性が1歳の男児と一緒に来院．1歳の男児の夜泣きがひどく起きるたびに手足をばたつかせ，高い声で泣き続け，睡眠中は歯ぎしりもあり，母親が眠れず，子どもの夜泣きの相談と母親は授乳中なので西洋薬ではなく漢方薬を希望．母親の顔は険しく，ここ2カ月で体重が6kg減少したとのことで憔悴していた．母親に「お子さんの夜泣きに効く漢方薬とお母さんの不眠に効く漢方薬は同じ処方です」と説明して下記を処方．

【処方】男児には

　　抑肝散　1回0.75g，1日2回（昼授乳時・眠前）14日分

　　母親には

　　抑肝散　1回2.5g，1日2回（朝食後・眠前）14日分

漢方薬服用後すぐに夜泣きはなくなり，母親もぐっすり眠れるようになりました．そして何より剣のある母親の顔が優しい柔和な表情に変わっていたことが印象的でした．後日伺ったお話では夜泣きを小児科で相談したところ「夜泣きは病気ではないから，もう少し我慢するように」と言われたそうです．確かに夜泣きは成長により消失しますが，その間の母親の心労・体力的負担は相当なものです．小児を診る機会のある先生にも夜泣きに抑肝散が効果的な症例があるということをもっと知っていただければと思います．

a）小児への処方

小児では，症例のように原典通りの夜泣きに子母同服が有用な例以外にも，注意欠陥多動性

障害，アスペルガー症候群，てんかんや熱性けいれんなどにも単独もしくは西洋薬と併用して使用されています．

小児の漢方薬用量には決まったものはありません．エビデンスがあるわけではありませんが，筆者はエキス製剤では1日量0.2 g/kg換算（成人で7.5 gの場合）を目安にしていますが，未就学児は1日量0.5〜1包（1.25 g〜2.5 g），小学生は1日量1〜2包（2.5 g〜5.0 g）など大まかな幅で調整しており，中学生からは成人と同量で処方しています．また1日の回数や食前・食後など服用時間を限定するとアドヒアランスが落ちるため「1日量をいつでも何回に分けてもいいから服用してください」と伝えています．以前は独特の味を子どもが嫌がると思い，市販の服薬補助ゼリーをお渡ししていましたが，子どもは自分に必要なものはわかるのか意外とエキス製剤そのままでも無理なく飲んでくれる場合が多い気がします．

地域のプライマリ・ケア医は小児科を標榜していなくても両親や祖父母に連れられて子どもが受診するケースが多々あります．また夜泣きのように子どもの症状が保護者の病状に影響している場合もあります．地域をまるごと診る総合診療医・プライマリ・ケア医にとって漢方薬は日常診療に欠かすことができない大切なツールであると思います．

b）慢性疼痛・眼瞼けいれんへの処方

抑肝散の少しおもしろい使用方法として神経障害性疼痛を含む慢性疼痛に対する使用があります．抑肝散がなぜ慢性疼痛に効果があるかは西洋医学的には多くの機序が想定[19]されていますが，漢方医学的には肝の昂りに伴う精神的な要因で，身体症状としての疼痛が結果として生じると理解すれば何ら不思議ではありません．「心身一如」の考え方が基本にある漢方医学の面目躍如たる素晴らしい応用例だと思います．また何らかのストレスから起こる眼瞼けいれんなどの不随意運動が，抑肝散投与により消失することも多く経験します．

c）認知症以外への処方を広めよう

筆者の印象では，現在抑肝散の処方の9割以上がBPSDに対してのものと思われます．最近では一般の方にも抑肝散は認知症（行動・心理症状）の薬として浸透していますが，その弊害として認知症患者以外の投与に躊躇する場合があります．筆者の経験でも，歯ぎしりに抑肝散が著効していたにもかかわらず他医から「認知症の漢方薬を何で飲んでいるのですか？」と聞かれたと怒鳴り込んできた患者さんがいました．抑肝散はBPSDの薬だけとして使うのではあまりにもったいない，非常に応用範囲が広い薬です．多くの先生方が認知症患者以外にも抑肝散を活用していただけることがこの弊害をとり除く最善策です．

❸ 抑肝散をもっと効かせる！

抑肝散の発展型として抑肝散加陳皮半夏（よくかんさんかちんぴはんげ）というエキス製剤があります．この処方は文字通り抑肝散に陳皮と半夏という生薬を足した処方です．六君子湯（りっくんしとう）というエキス製剤がありますが，これは四君子湯（しくんしとう）に陳皮・半夏を足したものです．抑肝散加陳皮半夏は**抑肝散 ＋ 六君子湯**にイメージが重なり抑肝散に比べてやや虚弱で胃腸障害がある場合によい適応とされています．

抑肝散と他のエキス製剤の併用として筆者は半夏厚朴湯を頻用します．半夏厚朴湯は処方全体として「気」を下向きに巡らせる作用をもっていますので肝の昂りを抑える抑肝散の効果を高めます．また半夏厚朴湯には厚朴という生薬が含まれています．**厚朴には鎮痙・筋弛緩作用**があり，抑肝散を振戦や筋肉疾患に用いるときにはこの作用が相乗的に働きます．

　また抑肝散は構成生薬に柴胡という生薬を含みます．柴胡を含む漢方薬は血の巡りをよくする駆瘀血薬との相性がよく，必要に応じて当帰芍薬散や桂枝茯苓丸などと併用します．抑肝散は常用量だと1.5 gの甘草を含みますが，**半夏厚朴湯・桂枝茯苓丸・当帰芍薬散は甘草を含まないため抑肝散と合方しても甘草の量は増えず，安全性が高いため併用に向いています．**

　漢方薬はたった1つの生薬の抜き差しや合方で効果が全く異なります．これが漢方治療の楽しいところでもあり難しいところでもあります．抑肝散と他剤の併用で全く違う効果を発揮することを多々経験します．抑肝散を投与して効かなくても決してあきらめることなく，次の一手もしくは合方にトライしてみてください．

 ここが臨床のコツ

抑肝散との併用例
- 抑肝散 ＋ 半夏厚朴湯
  →抑肝散をパワーアップさせます
- 抑肝散 ＋ 桂枝茯苓丸あるいは
  抑肝散 ＋ 当帰芍薬散
  →柴胡剤 ＋ 駆瘀血薬の作用があります

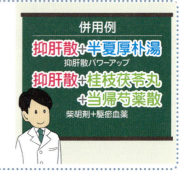

 ギモンへの回答

Q1. どのようなタイプのBPSDに効果があるのでしょうか？

　Answer BPSDの陽性症状にまずはお試しください．診断名も重要ですがキーワードは「肝」です．

Q2. BPSDに対して抗精神病薬よりも抑肝散の方がよい場合を教えてください．

　Answer 筆者は米国食品医薬品局の警告や高齢者の抗精神病薬に対する感受性の個人差などを鑑みて，可能な限り漢方薬を使用することが望ましいと思います．

Q3. BPSDの症状が落ち着いたら止めてもいいのでしょうか？

　Answer 筆者は症状が落ち着いても再発のリスクを考え，眠前に1包（2.5 g）で2～3カ月継続して再発がないのを確認して中止しています．

> **漢方医のオススメ**
>
> 小児にも成人にも抑肝散は使えます！
> もともとは小児の薬です．現在のBPSDに対する抑肝散の投与割合は明らかに偏りすぎています．小児にも成人にもそして母親や介護者にも抑肝散が必要な人はたくさんいます．

❹ 抑肝散のまとめ

▶ 抑肝散を一言で

- 「易怒・多怒・青怒に抑肝散」
- 「抑肝散は患者さんもその家族も笑顔にする薬（図6）」

▶ 主な適応

BPSD，更年期障害，夜泣き，憤怒痙攣，イライラ，不眠，パーキンソン病，筋肉疾患，振戦，眼瞼けいれん，慢性疼痛，注意欠陥多動性障害．

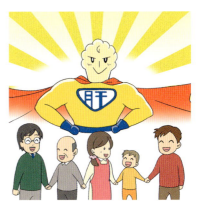

図6 ◆ 抑肝散は皆を笑顔にする薬

◆ 文　献

1）「古典に生きるエキス漢方方剤学」（小山誠次/著），pp1111-1122，メディカルユーコン，2014
2）Iwasaki K, et al：A randomized, observer-blind, controlled trial of the traditional Chinese medicine Yi-Gan San for improvement of behavioral and psychological symptoms and activities of daily living in dementia patients. J Clin Psychiatry, 66：248-252, 2005
3）「漢方中医学講座―基礎理論編」（入江祥史/編著），pp34-61，医歯薬出版，2007
4）「臨床医のための漢方薬概論」（稲木一元/著），pp700-710，南山堂，2014
5）「認知症の行動と心理症状 BPSD 第2版」（国際老年精神医学会/著，日本老年精神医学会/監訳），アルタ出版，2013
6）木村容子，他：介護者が抱える諸症状に抑肝散およびその加味方が有効な症例．日本東洋医学雑誌，59：499-505，2008
7）「完訳 方伎雑誌」（尾台榕堂/著，寺澤捷年/解説），たにぐち書店，2007
8）目黒道琢：「餐英館療治雑話」（目黒道琢/著，大塚敬節，他/編），pp331-334，名著出版，1983
9）林 要人，他：アルツハイマー型認知症の周辺症状（BPSD）に対する抑肝散の効果―日常診療下における検討：入院患者における部分集団解析―. Geriatric Medicine, 48：831-838, 2010
10）Iwasaki K, et al：Effects of the traditional Chinese herbal medicine Yi-Gan San for cholinesterase inhibitor-resistant visual hallucinations and neuropsychiatric symptoms in patients with dementia with Lewy bodies. J Clin Psychiatry, 66：1612-1613, 2005
11）Nagata K, et al：Effects of yokukansan on behavioral and psychological symptoms of vascular dementia: an open-label trial. Phytomedicine, 19：524-528, 2012
12）Kimura T, et al：Pilot study of pharmacological treatment for frontotemporal dementia: effect of Yokukansan on behavioral symptoms. Psychiatry Clin Neurosci, 64：207-210, 2010
13）「小児科漢方基本処方 第2版」（濱崎雄平/監，山口英明/著），pp24-28，ライフサイエンス，2012
14）「漢方臨床ノート 治験篇」（藤平 健/著），pp483-485，創元社，1988

15)「認知症」(鈴木則宏/監, 髙尾昌樹/編), 中外医学社, 2016
16) Mizukami K, et al：A randomized cross-over study of a traditional Japanese medicine (kampo), yokukansan, in the treatment of the behavioural and psychological symptoms of dementia. Int J Neuropsychopharmacol, 12：191-199, 2009
17) 岡原一徳, 他：認知症患者の行動・心理症状 (BPSD) に対する抑肝散長期投与の安全性および有効性の検討. Dementia Japan, 26：196-205, 2012
18) 有田龍太郎, 三村 將：認知症治療における漢方薬使用のOne Point（Ⅰ）～エビデンスと使い分け～. 日本早期認知症学会誌, 9：58-68, 2016
19) 光畑裕正：神経障害性疼痛に対する抑肝散の治療効果. 漢方医学, 37：99-103, 2013

Profile

桒谷圭二　Keiji Kuwatani
所属：くわたに内科

開業して日常診療に漢方薬がいかに重要かを痛感しました. 今では漢方薬なしでの外来診療は考えられません. しかしながら漢方診療は奥が深く悪戦苦闘の毎日ですが「一生漢方・一生青春」（相田みつを の言葉から）を胸に楽しみながら頑張っています. 本書を通じて1人でも多くの総合診療医の先生方が漢方を愛する仲間に加わっていただけると嬉しく思います.

第1章　誰もが使ったことのある漢方薬 〜でもDo処方だけじゃもったいない〜

4 六君子湯

樫尾明彦

総合診療医のギモン

Q1. どのような食欲不振に有効ですか？
Q2. 逆流性食道炎や機能性胃腸症に，西洋薬（PPIなど）と併用してもよいですか？

漢方医学的ヒント　食欲不振　胃食道逆流　機能性ディスペプシア

はじめに

　六君子湯（りっくんしとう）は，胃食道逆流症（gastroesophageal reflux disease：GERD）や機能性ディスペプシア（functional dyspepsia：FD）のガイドラインに，治療薬の候補の1つとしてあげられたことで，プライマリ・ケアでも，より広く知られることとなったと考えられます．ただし，六君子湯は，GERDやFDだけでなく，さまざまなセッティング（病棟・外来・在宅）で総合診療医にとって切り札となりうる，必須の処方の1つと言えます．

1　六君子湯の解説

1）現代医学にはない "気" の概念

　漢方医学では，生体の構成要素の1つとして「気（き）」という概念があります．「気」とは，生命活動を営む根元的エネルギーで，形がなく，検査でも異常としてあらわれにくいため，一見とっつきにくく感じることもあるかもしれませんが，日常生活でも「やる気」，「気力」，「気がめいる」などの言葉として「気」は使用されています．プライマリ・ケアでは，患者さんのさまざまな愁訴に対応する必要がありますが，医学的診断が可能な症状や苦痛がそれほど多くないことも知られています．「気」を認識することで，心と体を別個のものとしない，心身一如の漢方治療ができるようになり，「気のせいですから，様子をみてください」では終わらさずに診療が行えるようになります．ぜひ，総合診療医の先生方にも日常診療に「気」の概念をとり入れてほしいと思います．

　気の異常の1つで，気が量的に不足している状態を「気虚（ききょ）」と呼びます．寺澤による気虚の診断基準によると，体がだるい，気力がない，疲れやすい，日中の眠気，食欲不振など，活気

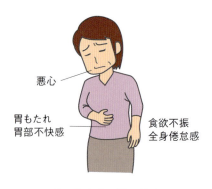

図1 ◆ 六君子湯の適応

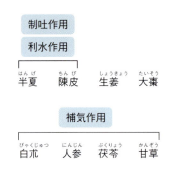

図2 ◆ 構成生薬と主な漢方医学的作用（六君子湯）

がなくなり，消化吸収能が落ちている状態や症状を呈するとされます（図1）[1]．この気虚に対する代表的な漢方薬が，六君子湯です．

2）六君子湯の成り立ちと構成

　六君子湯は，『世医得効方』（1345年）という中国の文献に，「四君子湯に（中略）陳皮，半夏を加え，六君子湯と名づく」と紹介されています[1]．すなわち，六君子湯は，四君子湯（白朮，人参，茯苓，甘草，生姜，大棗）に，陳皮と半夏を加えて構成されます（図2）．君子のごとく（人を傷つけない）温和な4つの生薬である，白朮，人参，茯苓，甘草（生姜と大棗は料理の出汁のようなものでここではカウントしません）が四君子湯で，そこに，上腹部の水分代謝を改善させ消化吸収能を高める陳皮と半夏を加えて，六君子湯という名が付けられました．この陳皮と半夏により，上部消化器症状を改善させる作用が強化されていることからも，六君子湯はGERDやFDに頻用されるようになりました．四君子湯は，気虚を治療する基本処方ですが，実際の臨床では，四君子湯をそのまま使うことはあまり多くない[2]とされています．

❷ 六君子湯を使ってみよう！

1）食欲不振にはまずは六君子湯

　六君子湯の適応となる病態は，第一に食欲不振です．食欲不振の原因には，西洋医学的には，悪性腫瘍をはじめとする消化器疾患のほかに，脳神経疾患，内分泌疾患，精神疾患など，多くの原疾患があげられます．六君子湯は，食欲不振に使用する中心的な処方[3]で，食欲不振のほか，食後の胃もたれ，胃部不快感によく用いられます．西洋医学的な治療薬では，食欲不振に処方する可能性のある，スルピリド，オランザピン，ステロイドや抗うつ薬はいずれも副作用の懸念があり，食欲不振の症状があっても早期に内服を開始することはためらわれることもあります．しかし，漢方薬では食欲不振の第一選択薬はどんな原因であれまずは六君子湯を検討してよいと筆者は考えています．

2）六君子湯を用いる際の注意点と上手な飲ませ方

　六君子湯は構成生薬の甘草による偽性アルドステロン症（第4章-1を参照）以外は，目立った副作用はほとんどありません．よって，食欲不振があれば，精査して原因を調べてからではなく，**精査開始と同時に**，六君子湯投与を開始することができます．もし**長期に投与継続する場合は**，甘草による偽性アルドステロン症のリスクから，下肢浮腫が起こらないか，もし浮腫が起きなくても，定期的に電解質のフォローが必要です．実際に処方する際には，食欲不振があるなかで，エキス製剤（粉薬）を白湯と一緒にもしくは溶かして，1日3包（1包2.5 g）内服するのは，容易でない場合もあります．筆者の経験上，1日1包か2包からはじめて，お茶やヨーグルトなどに混ぜて，飲みやすい形で，飲めるタイミングで内服するのが，無理なく飲めるポイントです．当初は，飲むのが大変のように見えても，美味しく感じたり，味が慣れてくると，1日2〜3包を毎日飲めるようになることも経験しています．

3）六君子湯がよく効く食欲不振を見分ける方法

　食欲不振には，まずは六君子湯と述べましたが，六君子湯の有効率を高めるためのコツを紹介します．前述のように六君子湯は四君子湯に上腹部の水分代謝を改善させる陳皮と半夏を加えた漢方薬であることは解説しました．このことからも想像できるように，六君子湯が有効になる食欲不振の多くは漢方医学的な**上腹部の水の巡りが悪い状態（水毒）**（第2章-1を参照）を伴っています．「食後に胃がもたれやすい」，「みぞおちが重く感じる」といった自覚症状があれば上腹部の水毒の存在を考えます．また，上腹部の水毒を確認するためのポイントは**舌を診る**ことです．漢方では舌と消化管はつながっており，胃腸の状態は舌に反映されると考えており，舌の所見が重要になります．**六君子湯が有効な舌は浮腫んでいて（腫大），歯型（歯痕）がついています**（図3）．さらに舌に**湿潤傾向のあるべっとりとした厚い苔**が付着している場合には六君子湯が有効な可能性が高くなります．忙しい外来などでも舌を診ることは，簡単にすぐにできる漢方医学的な診察ですので，ぜひ実践していただきたいと思います．

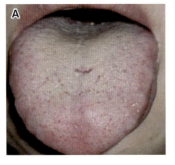 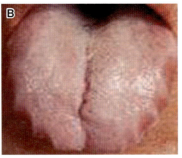

図3 ◆ 六君子湯が適応となる舌
A) 浮腫んでいる（腫大），B) 歯型（歯痕）がある．
（Bは文献4より転載）

> **六君子湯の処方ポイント**
> ・原因が何であれ，食欲不振があればまずは六君子湯
> ・有効率を高めるには舌の腫大・歯痕・厚い舌の苔を確認

処方例 六君子湯（43）1回2.5 g，何回かに分けて1日1～2回，7～14日分

a) 六君子湯と鑑別すべき漢方薬① 人参湯

人参湯の構成生薬は，人参，乾姜，白朮，甘草です．六君子湯との大きな違いは，人参湯には**乾姜**（生姜を蒸して乾燥させたもの）が含まれていて消化管を温める作用があります．**食欲不振に冷えや下痢が伴う場合には，六君子湯よりも人参湯が優先されます**[5]．冷えの存在を重要視する漢方治療では，冷えが存在する場合は人参湯を使用すべきであり（Advanced Columnもご参照ください），六君子湯は間違いの少ない処方で失敗は少ないが漢方治療の技量が上がらないとも言われています[6]．構成生薬の数が少ないほど即効性があるという原則がありますが，筆者も人参湯の投与で，お腹が冷えている下痢が数日で改善されたケースを経験しています．

b) 六君子湯と鑑別すべき漢方薬② 補中益気湯

補中益気湯も気虚を改善させる代表的な漢方薬で，食欲不振に加え，易疲労感や倦怠感を伴

Advanced Column

腹部の診察

六君子湯と人参湯を鑑別するための漢方医学的な腹部の診察を紹介します．六君子湯が有効な患者さんでは，心窩部をスナップを効かせて（優しく）打診すると，チャポチャポとした音が聞かれることが多く，人参湯の場合は，触診すると心窩部にひんやりとした冷感を感じて，他の部位と比べても冷たくなっています．心窩部に冷感を感じる場合は自信をもって人参湯を処方することができます（図4）．

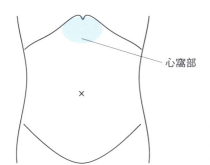

図4 ◆ 腹部の診察
心窩部を優しく打診してチャポチャポする場合は六君子湯，触って冷たい場合は人参湯．

います．「食欲不振」よりも「倦怠感」「易疲労感」が目立つ場合は，六君子湯よりも優先して**補中益気湯**を選択します．また，**風邪や細菌感染症の後，活気がない**という場合には西洋医学的な精査も考慮しつつ，筆者は補中益気湯を用いることが多いです．補中益気湯に含まれる柴胡には，抗炎症作用があることから，**感染症後に微熱が続いている場合**にもよい適応となります．

> **六君子湯・人参湯・補中益気湯の鑑別のポイント**
> ・人参湯 …食欲不振に冷えや下痢を伴う場合
>   （心窩部を触って冷たい）
> ・補中益気湯 …食欲不振よりも易疲労感・倦怠感が目立つ場合
>   （急性感染症の後，活気がない，微熱が続く）

4）胃食道逆流症

胃食道逆流症（GERD）診療ガイドライン[7]は，改訂版は2015年に発刊されています．GERD治療の第一選択薬は，標準量プロトンポンプ阻害薬（PPI）で8週間投与が推奨されますが，PPI抵抗性GERDには，治療戦略として，PPI増量とともに，追加される薬剤として六君子湯が提案されています[8]．PPIは安全な薬というイメージが比較的強いのか，長期に投与されているケースも少なくありません．しかしPPIの副作用としては骨折のリスク[9]や肺炎のリスク[10]が上がる，また，腎機能障害が起こる可能性[11]も指摘されています．このような副作用のリスクから，PPIを長期投与している場合には症状が落ち着いていれば六君子湯を併用することでPPIの減量や中止も検討できればと考えられます．

5）機能性胃腸症

機能性消化管疾患診療ガイドライン（2014年発刊）[12]においてFDの治療の選択肢となる西洋薬は，PPIの他，ムスカリン受容体拮抗薬，H_2受容体拮抗薬などがあります．使用される薬剤については，投与量や期間など，確立されたデータはまだ少ないとされています．FDの治療薬として，漢方薬では六君子湯が第一選択とされています．六君子湯の胃の貯留能改善の機序としては，消化管運動機能を司るペプチドであるグレリンの血漿レベルでの上昇作用が報告されています[13]．また，運動機能不全症状を有するFD患者の六君子湯による上腹部愁訴の改善

効果が報告されています[14]．一方，FDの上腹部痛，消化不良症状の改善に半夏厚朴湯（はんげこうぼくとう）が有効との報告もあります．半夏厚朴湯については，第2章-3を参照いただきたいですが，喉に何かが引っかかっている感覚の咽頭閉塞感があれば，六君子湯よりも半夏厚朴湯を先に選択してよいのではと考えます．

6）西洋医学の補完医療として

食欲不振をきたすのは，前述の通り原疾患によるもの以外に，西洋医学の治療（薬剤投与や手術など）によるものも考えられます．化学療法の副作用による食欲不振や，抗うつ薬開始から間もない時期に起こりうる食欲の低下，術後や内視鏡検査（上部・下部）など何かしらの侵襲が加わった後に食欲がなかなか戻りきらないときなど，原因は何であれ六君子湯を使用する機会と考えられます．食欲不振が起こった原因が西洋医学的治療のためとわかっている場合でも，六君子湯を処方することを試してみませんか．

それでは実際の症例をみてみましょう．

症例1（抗うつ薬＋六君子湯）

80歳代女性．在宅．介護が必要な夫と2人暮らし．

既往に，不安障害で1年ほど抗うつ薬を内服していた時期があり．夫の訪問診療を続けている．夫の介護が長期になり，長時間は外出できないことや友人との交流も減ったことなどが原因で，焦燥感や易怒性，集中力低下，易疲労感を認めるようになった．うつ病のスクリーニング（PHQ-2）は陰性だったが，不安障害の再燃と考えられた．介護負担を見直すなどの対応をしても症状改善なく，本人も抗うつ薬内服希望あり，塩酸セルトラリン（ジェイゾロフト®）内服を開始したところ，内服開始3日目より，嘔気と食欲低下を認めた．そこで，**六君子湯**を内服したところ，内服して数時間で，消化器症状の改善を自覚した．ジェイゾロフト®と六君子湯内服を併用し，ジェイゾロフト®によると思われる消化器症状は改善傾向となり，六君子湯は適宜内服に減量し，精神症状も緩和された．

【処方】ジェイゾロフト® 1回25 mg，1日1回 ＋ 六君子湯1回2.5 g，1日2回（朝夕食前）
↓
ジェイゾロフト® 1回50 mg，1日1回 ＋ 六君子湯 適宜内服

7）六君子湯の投与期間について

六君子湯により食欲不振が改善されていく場合に，どこまで処方を継続していけばいいのでしょうか．いろいろな文献を見ても，六君子湯を開始する適応について目にする機会は多いですが，六君子湯の投与をいつ終了するかについては，副作用が起こる以外は，明確な記述は，成書にもあまりないかと考えられます．六君子湯にも，内服継続すると前述の通り甘草による偽性アルドステロン症という副作用が起こるリスクはあります．

六君子湯により食欲不振が回復し六君子湯を徐々に減量中止しても食欲不振が再燃しない場合と，再燃する場合が考えられます．また，筆者は，患者さんが六君子湯の内服継続を希望されて副作用と思われるような自覚症状もないまま採血したところ低K血症を呈し，六君子湯を

中止したところ，数カ月の単位でK値が元の数値に戻った経験があります．この患者さんは六君子湯を中止しても症状の再燃は起きず中止が可能でした．しかし六君子湯の減量や中止によりK値は回復しても，上腹部の症状が再燃してくる場合には，六君子湯を再開するか悩ましい状況もありえます．どうしても六君子湯の継続が必要な場合は，六君子湯を減量して投与したり，スピロノラクトン併用下で再開する場合もあります．また，**茯苓飲（もしくは茯苓飲合半夏厚朴湯）**は，六君子湯の構成生薬が含まれていて，かつ甘草を含まない漢方薬ですから，偽性アルドステロン症の懸念なく使用可能です（第2章-3を参照）．

❸ 六君子湯をもっと効かせる！

食欲不振に六君子湯を処方して，いくらか食欲は改善してきたがもう少し効果を増強させたい（患者さんからも「もう一超え何とかなりませんか」と言われるような）場合があります．そのような場合，漢方医学的には，気虚に加えて，気のもう1つの異常である**気鬱**を合併していることが多いと考えられます．気鬱とは，**心理社会的なストレスなどから，気分が晴れない，気分がのびやかでないなどというように気の巡りが悪い状態**です（第2章-3を参照）．気鬱が存在する場合は，喉がつまる，腹部が張る・痛むといった消化管の通過障害と考えられる症状を合併することが多くなります．そんなときに六君子湯と併用する，または変更すべき漢方薬を紹介します．

1）六君子湯 ＋ 香蘇散

香蘇散は香附子，蘇葉（シソ），陳皮，甘草，生姜からなり，シソの香りで気鬱を改善する作用があり，軽い風邪症状に使用する処方としても知られています．六君子湯で食欲不振は少しよくなったものの，何となく活気がなかったり，気分が晴れないような場合に併用するとよいでしょう．六君子湯を香蘇散を併用すると，**香砂六君子湯**という漢方薬に近づきます．

> **処方例** 六君子湯（43）1回5g ＋ 香蘇散（70）1回5g，1日2回（朝夕食前）
> 甘草を含むため，併用する場合には，5gずつ計10gまでとしておいたほうが，副作用のリスクからは無難です．

症例2（末期胃がん）

80歳代男性．在宅．介護が必要な妻と2人暮らし．
【既往歴】60歳時に胃がんにて胃2/3切除．

ある年の7月に食欲低下，体重減少があり上部消化管内視鏡・腹部CT検査で残胃がん（動脈周囲・膵臓への浸潤stage Ⅳ）と診断され，本人・家族・主治医との相談で積極的治療は行わず，妻と自宅で過ごしたいと希望があった．病院主治医から食事摂取不良に対して点滴加療の依頼があった．初診時は自力歩行も困難で家族に付き添われて受診した．食欲不振，意欲低下があることから香蘇散1回2.5g＋六君子湯1回2.5g，1日2回（朝夕食前）を開始した．5日間補液を行ったが，その後は食欲低下が改善し，補液を中止できた．4週後，バイクで1人来院が可能となった．半年後

には，血清Alb値3.3→3.7 mg/dLと上昇し，体重も約5 kg増加し，全身状態は良好で漢方治療を継続した．その後約2年間は本人の希望通り妻と在宅で過ごされた．

がん患者における食欲不振の場合，症状や予後などに対する不安を伴っていることが多く，漢方医学的には気虚に加え，気鬱を伴っていることも多いと考えられます．そのため，筆者は六君子湯の効果が乏しい場合は香蘇散を併用することが多いです．また，早期胃がんに対する胃切除後の食欲不振に香蘇散と六君子湯の併用が奏効した症例も報告[15]されています．また咽喉から上腹部までのつかえ感や腹部膨満感を伴ったり，不安が強い場合には茯苓飲合半夏厚朴湯を使用する場合もあります（第2章-3を参照）．

2）六君子湯 ＋ 四逆散

四逆散は，ストレスに関連した消化器症状によく使用する漢方薬です．六君子湯の適応に加えて，いらいら，怒りっぽい，季肋部が張って苦しい，下痢や便秘をくり返すなどの症状を伴う場合に併用します．六君子湯と四逆散を併用すると柴芍六君子湯という漢方薬に近づきます．

ギモンへの回答

Q1. どのような食欲不振に有効ですか？

Answer 食欲不振を訴える患者さんには，基礎疾患の有無にかかわらず，まずは六君子湯を試してよいと考えます．さらに本稿でとり上げたポイントを考慮して，六君子湯の有効率を高めてほしいと思います．

Q2. 逆流性食道炎や機能性胃腸症に，西洋薬（PPIなど）と併用してもよいですか？

Answer 逆流性食道炎，機能性ディスペプシアのいずれも，現時点では，ガイドライン上では六君子湯は第一選択とはなっておらず，西洋薬に六君子湯を追加することが推奨されています．また，総合診療医や家庭医がこれらの疾患に対応するときには，すでに西洋薬が開始されている状況も考えられます．そのような場合にも，六君子湯は上腹部の症状を改善させることを期待して追加，併用が可能です．六君子湯を併用することで，西洋薬を減量，中止できれば，副作用のリスクからも望ましいことと考えられます．

4 六君子湯のまとめ

▶ この漢方薬を一言で

「GERDやFDに病名投与だけでなく，食欲不振にはまずは六君子湯を（いつ使うの？ 今でしょ）！」

▶ 主な適応

- 食欲不振：あらゆる原疾患でも，また西洋医学的原因の食欲不振にも
- GERD
- FD

◆ 文 献

1) 「専門医のための漢方医学テキスト」（日本東洋医学会学術教育委員会/編），南江堂，2010
2) 「はじめての漢方診療 十五話［DVD付］」（三潴忠道/著），医学書院，2005
3) 「漢方治療ハンドブック」（佐藤 弘/著），南江堂，1999
4) 飯塚病院漢方診療科：日常診療に役立つ漢方講座 入門講座『はじめての漢方診療』(6) 診察の実際：四診
   https://aih-net.com/medical/depart/kanpo/iryou/kanpokouza/012.pdf
5) 「使ってみよう！こんな時に漢方薬」（三潴忠道/監，中村佳子，木村豪雄/編），シーピーアール，2008
6) 「はじめての漢方診療ノート」（三潴忠道/著），p51，医学書院，2007
7) 「胃食道逆流症（GERD）診療ガイドライン2015（改訂第2版）」（日本消化器病学会/編），南江堂，2015
8) 漢方治療漢方治療エビデンスレポート
   http://www.jsom.or.jp/medical/ebm/er/pdf/110004.pdf
9) Zhou B, et al：Proton-pump inhibitors and risk of fractures: an update meta-analysis. Osteoporos Int, 27：339-347, 2016
10) Lambert AA, et al：Risk of community-acquired pneumonia with outpatient proton-pump inhibitor therapy: a systematic review and meta-analysis. PLoS One, 10：e0128004, 2015
11) Lazarus B, et al：Proton Pump Inhibitor Use and the Risk of Chronic Kidney Disease. JAMA Intern Med, 176：238-246, 2016
12) 「機能性消化管疾患診療ガイドライン2014-機能性ディスペプシア（FD）」（日本消化器病学会/編），南江堂，2014
13) 「Functional Dyspepsia（FD）患者に対する六君子湯のグレリン増加作用と症状改善作用，およびその作用機序の解明」漢方治療エビデンスレポート 日本東洋医学会EBM委員会エビデンスレポート/診療
    http://www.jsom.or.jp/medical/ebm/er/pdf/090010.pdf
14) 漢方治療漢方治療エビデンスレポート
    http://www.jsom.or.jp/medical/ebm/er/pdf/980009.pdf
15) 小尾龍右，他：早期胃癌に対する幽門側胃切除後の食欲不振に香蘇散合六君子湯が奏効した一例．日本東洋医学雑誌，56：577-583，2005

Profile

樫尾明彦　Akihiko Kashio
所属：給田ファミリークリニック/和田堀診療所

六君子湯は，外来でも在宅でも，そして，食べ過ぎた日に自分も内服しています．勝負は「開始して2，3回」ほどで，そこで胃や食欲に関して何らかの改善があれば，その後速やかに主訴が緩和される経験をしてきました．2週間ほどでじっくり効果を感じてくることもあります．六君子湯で，気持ちの落ち込みや体力低下，冷えの改善など，消化器以外の症状の緩和もされることがあり，西洋薬にはあまりない漢方薬の魅力と思います．

第1章　誰もが使ったことのある漢方薬 ～でもDo処方だけじゃもったいない～

5　葛根湯

吉永　亮

総合診療医のギモン

Q1. 風邪のひきはじめに使いますが，処方日数はどうしたらよいですか？
Q2. 風邪に対して現代医学的な治療と併用してもよいですか？
Q3. 風邪に対して葛根湯が効かなかった場合はどう考えたらよいですか？

漢方医学的ヒント　悪寒がある　汗がない　項背部のこり

はじめに

　葛根湯は現在，日本の漢方の象徴的な存在で，多くの先生が使われたことのある漢方薬だと思います．葛根湯は，風邪に対する第一選択の漢方薬として使用されることが多く，間違いが少なく，使いやすいのが特徴です．しかし，風邪に漠然と投与しても効果があまり実感できないことも多いのではないでしょうか．本稿を読んで，葛根湯について理解を深めて，日常診療に葛根湯をもっと活用してもらえたら幸いです．

1　葛根湯の解説

　もともと葛根湯は，「悪寒がして，項背部がこわばって，汗がでていない場合は葛根湯を用いなさい」（図1）と漢方医学のバイブルである『傷寒論』に記載があります．「寒気がして項背部がこわばる」といった症状は，風邪のひきはじめによくみられる症状であり，現在では風邪の治療薬として頻用されています．
　ところで，江戸時代の葛根湯医者という古典落語をご存知でしょうか？

　　患者A：「先生，頭が痛いんだ」
　　医者：「ああ，頭痛だな，葛根湯をお上がり」
　　患者B：「先生，腹が痛いのだが」
　　医者：「ああ，腹痛なら葛根湯をお上がり」

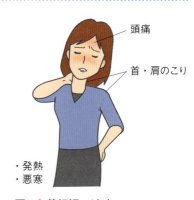

図1　葛根湯の適応

> 医者:「そちらのかたは?」
> 付き添い人:「いえ,私は付き添いにきただけで…」
> 医者:「まあいいから,葛根湯をお上がり」

というなんでもかんでも葛根湯を飲ませる話で,落語ではやぶ医者の代名詞として用いられています.しかし本来,漢方医学的には,風邪薬として使うだけではもったいない非常に応用範囲の広い漢方薬です.そう考えると,葛根湯医者は,葛根湯を使いこなすことができる漢方の名医だったのかもしれません.落語のように付き添いの人まで内服させることは難しいかもしれませんが,葛根湯を上手に活用してもらえるように本稿は以下の2つの目標に解説をします.

本稿の目標
① 風邪に対して,葛根湯を適切に使えるようになる.
② 風邪以外の葛根湯が有効な病態を知り,活用できるようになる.

❷ 葛根湯を使ってみよう!

1)風邪(急性ウイルス性上気道炎)

風邪は,原因となるウイルスが体内に侵入することで,発熱や咳などの症状を引き起こします.漢方医学でも,風に乗ってくる目にみえない病気の原因を「風邪(ふうじゃ)」と呼んで,今日の風邪の病名の名残になっています.ウイルスが侵入すると,生体との間で闘病反応が起こり,さまざまな症状があらわれます.風邪の漢方治療では,この闘病反応(症状)の状態にあわせて,適切な漢方薬を選択する必要があります.**風邪に対して葛根湯を用いる場合,前述した『傷寒論』の記載にある「悪寒」,「汗の有無」,「項背部のこわばり」を確認することが大切です.**

a)悪寒について

「あ,風邪をひいたかな?」と最初に思ったときに,寒気や悪寒を感じたことがあると思います.この寒気や**悪寒が出現している期間**(症状の発現から長くても2〜3日以内が多い)が葛根湯のよい適応になります.悪寒の存在を確認することが,風邪に葛根湯を使用するうえで,最も大事な目標になります.ただし,漢方でいう悪寒は,ゾクゾクとして鳥肌がたつような強い悪寒だけではなく,風に当たると寒気がする,首筋や背中をあおいで風にさらすと嫌な感じがするなど,程度の軽い悪寒も含まれます.軽い悪寒は,本人が自覚できていないことも多く,見逃しやすいため,注意して程度の軽い悪寒までを探す必要があります.

b)汗をかいているか

風邪のウイルスが侵入すると,生体は温熱産生を高めて,ウイルスの増殖を抑えようと悪寒がして体温を上昇させます.葛根湯には発汗作用があり,生体の温熱産生を援助することで治癒を促します.そのため,汗をかいているかどうか,汗の有無を調べることが葛根湯と他の鑑別すべき漢方薬を考えるうえでのポイントになります.葛根湯のなかには,麻黄と桂皮という生薬があり,共同して発汗を促します(図2).さらに葛根湯には,過度の発汗を防ぐ働きをする芍薬が含まれています.このブレーキ役の働きをする芍薬により,発汗のし過ぎを予防して

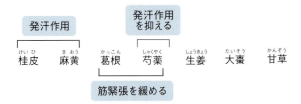

図2 ◆ 構成生薬と主な漢方医学的作用（葛根湯）

います．これらの生薬の組合わせによるバランスのよさが葛根湯を幅広く用いても間違いが少ない理由です．厳密な葛根湯の適応は，「汗をかいていない」風邪になります．しかし，特にエキス製剤による漢方治療の場合には，用法用量などの点から，どうしても発汗作用が弱くなりがちなので，発汗の有無を比較的考慮せずに用いてもよいとする考えもあります[1]．**本人も自覚していない程度の，皮膚を触るとわずかに湿り気があるくらいの発汗であれば，エキス製剤の葛根湯は投与可能であると思われます．**

c）項背部のこわばり

葛根湯は悪寒があって項背部のこわばりを伴う風邪の場合に用いることが典型です．しかし，風邪の急性期に項背部のこりを問診しても，こわばりを訴える患者はそう多くはありません（あれば自信をもって葛根湯を処方できるのですが…）．昭和の漢方の名医である大塚敬節先生（1900〜1980年）は葛根湯を自身も常用するほど愛用して，最も葛根湯を活用した漢方医だといえます．その大塚先生が，葛根湯の項背部のこわばりに関して，「必ずしも首すじだけがこわばるというのではなくて，全身的に筋肉の緊張がよいときだと思うのです．どうも，筋肉の緊張が弱い，弛緩しているような場合には，葛根湯は使わない方がいいように思います」[2]と述べています．よって，項背部のこわばりのみにこだわらず，悪寒がして身体が縮こまり，全身の筋肉が収縮する傾向にある場合には葛根湯は活用でき，全身の筋肉が弛緩傾向にある場合は避けるべきであると考えてよいようです．

> **葛根湯の処方ポイント**
>
> ・「悪寒」…程度の軽い悪寒を見逃さない
>
> ・「汗をかいていない」…全く汗をかいていないのが典型
> 　　　　　　　　　　　（わずかな発汗なら投与も可能）
>
> ・「項背部のこわばり」…項背部だけにこだわらない
> 　　　　　　　　　　　（全身の筋肉が緊張傾向にある場合）

d）葛根湯と鑑別すべき漢方薬① 麻黄湯

麻黄湯は現在，インフルエンザに対する漢方薬として頻用され，いくつかのRCTでインフルエンザに対する有効性が示されてきています[3〜5]．葛根湯と同じく，汗をかいていない場合に用いますが，鳥肌が立つほど強い悪寒があって全く汗がない状態で，さらに全身の筋肉痛や関節痛がある場合に適応になります．例え**項背部のこわばりを訴えても，全身の筋肉痛や関節痛**

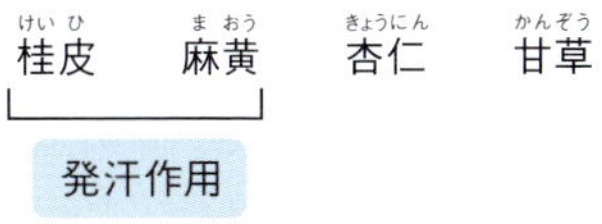

桂皮　麻黄　杏仁　甘草
発汗作用

図3 ◆ 構成生薬と主な漢方医学的作用（麻黄湯）

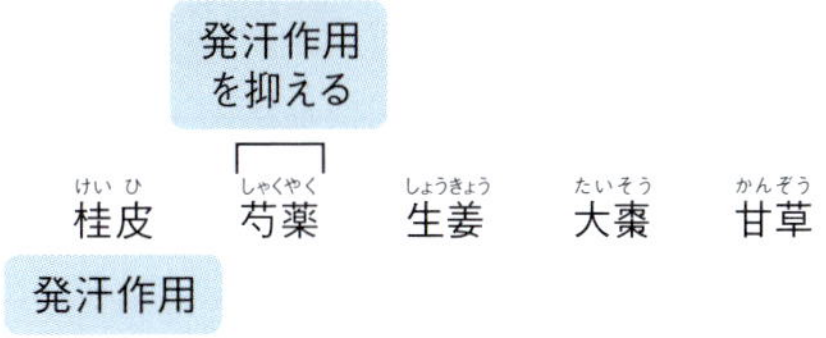

発汗作用を抑える
桂皮　芍薬　生姜　大棗　甘草
発汗作用

図4 ◆ 構成生薬と主な漢方医学的作用（桂枝湯）

がある場合は葛根湯ではなく，麻黄湯を用いるべきということに注意が必要です．麻黄湯の構成生薬には，葛根湯と同様に発汗作用のある麻黄と桂皮が含まれますが，ブレーキ役である芍薬がありません（図3）．そのため，発汗作用が強く，切れ味の鋭い即効性が期待できる漢方薬です．よって，インフルエンザのような闘病反応が全身に及ぶような症例に対して**短期間に限って**使用されます（処方日数は長くても3日間です）．

e）葛根湯と鑑別すべき漢方薬② 桂枝湯

桂枝湯は，程度の軽い悪寒があって，汗が自然にでている場合に適応になります．ちょっと寒気を感じるけど，なんとなくポーっと顔に赤みがさしていてのぼせる傾向があるような場合もあります．悪寒以外の症状も軽度で，激しい咳嗽があるとか，はっきりと咽頭痛があるというような強い症状は伴いません．桂枝湯には，麻黄がなく，桂枝と芍薬のみが含まれています（図4）．そのため発汗作用もマイルドで，『傷寒論』では桂枝湯の内服後は，お粥など暖かいものを食べて，発汗作用を助けることが指導されています[6]．

> **葛根湯・麻黄湯・桂枝湯の鑑別のポイント**
> ・葛根湯 …悪寒，汗をかいていない，項背部のこわばり
> ・麻黄湯 …強い悪寒，汗をかいていない，関節痛・筋肉痛
> ・桂枝湯 …軽度の悪寒，汗をかいている，症状が軽い

f）葛根湯と鑑別すべき漢方薬③ 小青竜湯・麻黄附子細辛湯

風邪の漢方治療を行ううえで注意すべきことが1つあります．**葛根湯，麻黄湯，桂枝湯が適応となる悪寒は，悪寒がすると同時，もしくはその後に，発熱（体温だけでなく，自覚的な熱感や局所の炎症を意味する）を伴う症状が出現することが前提になっています**．新陳代謝の低下や生活習慣などから生じる「冷え」を重要視する漢方医学では，悪寒と発熱ではなく，**悪寒と冷えを感じてしまう風邪**と区別しています[7]．「冷え」のある風邪に葛根湯や麻黄湯を投与しても効果が期待できません．そのタイプの風邪には第3章-1で解説されている小青竜湯や麻黄附子細辛湯が適応となるので参照してください．

> **処方例** 葛根湯（1）1回2.5 g，1日3回（毎食前）5日分
> 処方箋上は上記の記載になるが，実際の内服方法は効果を高めるために間隔を詰めた服用方法を指導する．
> 処方期間は長くても5日程度が望ましい．発汗して症状が改善したら内服は中止する．

2）副鼻腔炎・鼻閉型のアレルギー性鼻炎

　葛根湯は副鼻腔炎や鼻閉型のアレルギー性鼻炎にも活用できます．葛根には，膿を排出させ，炎症を鎮める作用があることから，鼻がつまっていて，黄色の鼻汁を伴うものがよい適応です．一方，水様性鼻汁が主体のアレルギー性鼻炎では，温めて鼻汁を止める作用のある小青竜湯や麻黄附子細辛湯が適しています．また，副鼻腔炎の急性期には，葛根湯がよい適応になりますが，鼻閉や頭部圧迫感が強い場合や亜急性期以降から慢性副鼻腔炎には，鼻づまりを通す作用を強化した葛根湯加川芎辛夷の方が効果的です．また，局所の炎症により，鼻閉がひどく鼻汁が粘稠で膿性の場合には，葛根湯と桔梗石膏エキスを併用して，抗炎症作用と排膿作用を強化します．

　ただし，副鼻腔炎などの慢性の病態に対して，葛根湯を長期間使用する場合は，麻黄の副作用に注意が必要です．麻黄の交感神経賦活作用による血圧上昇，動悸，不眠，排尿障害などがありますが，頻度が多い副作用としては，胃もたれや食欲不振です．高齢者やもともと胃が弱い人は特に注意すべきです．

> 　葛根湯（1）1回2.5 g，または葛根湯加川芎辛夷（2）1回2.5 g，1日3回（毎食前）14～28日分
> 　　鼻閉が強く，鼻汁が膿性・粘稠の場合：桔梗石膏エキス（コタローN324）1回2 gを併用する．
> 　　お湯に溶いたエキス製剤の内服が困難な場合：葛根湯エキスT錠（オースギSG-01T），葛根湯エキス錠T（クラシエEKT-1），がある．

> **ここがピットフォール：葛根湯（麻黄）の副作用に注意！**
> ・交感神経賦活作用 …血圧上昇・動悸・不眠・排尿障害
> ・頻度が多い症状 …胃もたれや食欲不振
> ・特に長期に処方する場合に注意が必要

症例1

【症例】25歳男性（慢性副鼻腔炎＋アレルギー性鼻炎）．
【病歴】14歳から鼻閉があり，慢性副鼻腔炎と診断された．鼻の奥が詰まったような感じで鼻をかんでも出ないが，粘稠性の後鼻漏による咳嗽がある．いろいろな抗ヒスタミン薬を試したがすべて効果がなく他院からのセレスタミン®配合錠を毎日内服している．漢方治療を希望して受診．
【漢方医学的所見】前頭部が重たい感じ，肩こりがある，胃は丈夫，汗はあまりかかない．
【経過】
初診時：葛根湯加川芎辛夷1回2.5 g，1日3回処方．
1カ月後：鼻の通りがよくなったためセレスタミン®配合錠を1回/3日に減量している．
2カ月後：後鼻漏がなくなった．セレスタミンを中止できた．
　　　　1週間内服しなかったら調子が悪かった．
4カ月後：スギ花粉の時期で鼻閉が悪化．桔梗石膏1包（2 g）を併用．
6カ月後：花粉の時期も例年より調子がよかった．
8カ月後：葛根湯加川芎辛夷を中止しても鼻の通りはよく，終診．

3）肩こり・肩関節周囲炎・筋緊張性頭痛

　葛根湯のなかの葛根と芍薬は，筋のこわばりを改善させる作用をもつことから，葛根湯は肩こりや肩関節周囲炎などの上肢の疼痛性疾患や肩こりに伴って悪化する筋緊張性頭痛に対して活用できます（図2）．この場合の麻黄と桂皮は，発汗作用というよりは，体表面を温めて新陳代謝をよくする作用と考えてよいでしょう．風邪などの急性疾患と違って，肩こりなどの慢性疾患に使用する際は，汗の有無も考慮せずに使えます．ただし，肩こりや肩関節痛は，関節や筋肉のこわばりから，乳酸などの老廃物が蓄積して，冷え，浮腫，血流障害を合併していることが考えられます．漢方治療ではこのことを確認するために，「入浴で温まると症状が軽減しますか？」，「冷えたり，気温が寒くなると悪化しますか？」，「夜間に痛みが悪化しませんか？」と問診をします．その問診に該当する場合は葛根湯と，温めて浮腫を除く作用のある真武湯や血流改善作用のある桂枝茯苓丸を併用します（真武湯と桂枝茯苓丸は，ともに本書でとり上げている漢方薬ですので詳細はそれぞれ第3章-3，第2章-5を参照ください）．特に真武湯には，胃腸を保護する作用があるため，麻黄による胃もたれを予防するという面からも併用することが望ましいと考えます．さらに，葛根湯と真武湯を併用したものと近似する漢方薬として，葛根加朮附湯というエキス製剤もあり，漢方薬の種類を増やしたくない場合に便利です．葛根加朮附湯は，肩関節周囲炎，頸椎症，頸椎椎間板ヘルニアなどの頸肩腕痛のある症例で，胃腸障害，のぼせ，発汗過多を伴わないものを対象に葛根加朮附湯を投与したところ，82.3％（102/124例）で有効であったとする報告があります[8]．これより上肢の疼痛性疾患に対して葛根加朮附湯は幅広く活用できることがわかります．また，胃が弱くて，葛根湯や葛根加朮附湯がどうしても内服できない場合には，麻黄が含まれていない桂枝加葛根湯という漢方薬を使用します．

> **漢方治療のポイント：肩こりと葛根湯**
> - **1st step**　項背部のこわばり → 葛根湯（胃もたれする場合は桂枝加葛根湯）
> - **2nd step**　筋肉・皮下にたまった浮腫や冷え → ＋真武湯を併用
> - **3rd step**　局所の血流障害 → ＋桂枝茯苓丸を併用

> **処方例**　葛根湯（1）1回2.5 g＋真武湯（30）1回2.5 g，1日3回（毎食前）14〜28日分
> または，
> 葛根湯（1）1回2.5 g＋真武湯（30）1回2.5 g＋桂枝茯苓丸（25）1回2.5 g，1日2回※（朝夕食前）14〜28日分
> または，
> 葛根加朮附湯（三和S-07）1回2.5 g＋桂枝茯苓丸（25）1回2.5 g，1日3回（毎食前）14〜28日分
> 葛根湯が内服できない場合は桂枝加葛根湯2.0 g（東洋TY-027）を用いる
> 　　※漢方エキス製剤による治療は保険上，1日15 gまでと定められており，3種類のエキス製剤を使用する場合は1日2回とする必要がある（福岡県の場合）．

> **症例（急性疾患の項背部のこわばりに対する葛根湯の活用）**
> 中永は，破傷風に対して葛根湯と芍薬甘草湯を併用した症例を報告している[9, 10]．全身型破傷風の症状である開口障害や強直性痙攣が筋弛緩薬を使用せずにコントロールが可能であった症例を紹介し，破傷風による強度の項背部のこわばりに対して漢方治療が活用できる可能性を述べている．また，江戸時代の漢方医も，破傷風や髄膜炎による頸部の異常緊張に対して葛根湯を中心とした漢方治療を行った記載[11]も残されている．

4）乳腺炎

葛根湯は風邪の漢方薬として有名ですが，乳腺炎に対しても保険適応があります．乳腺炎は乳汁のうっ滞がきっかけとなって生じるため，**葛根湯のこわばりを軽減させて，排膿を促す作用により，乳汁のうっ滞を予防，改善する効果があると考えられます**．うっ滞性乳腺炎の患者に対して葛根湯を投与した使用経験の報告[12]によると，乳汁うっ滞症は，マッサージを中心とした指導が治療の中心で，葛根湯を併用することで乳腺炎の予防効果が高まります．それ以外にも，全身症状を伴う乳腺炎に対しても抗菌薬の治療効果を高める目的で葛根湯は活用できると考えられます．

> **症例（漢方医が乳腺炎を葛根湯で治療した例）**
> 38歳女性（産後約1年で授乳中）．ある日の朝から左胸にチクチクとした痛みと寒気を自覚していた．外出から帰宅後，ゾクゾクとした強い悪寒と左乳房が熱感と腫脹が出現し，39.8℃の発熱があった．
> 【経過】
> 21時：葛根湯5.0g（2包）＋桔梗石膏4.0g（2包）を内服して布団に入った．
> 　　　その後は1〜2時間おきに葛根湯2.5g（1包）を内服継続
> 　　　（漢方医の夫が漢方薬をお湯に溶かして看病にあたる）
> 深夜2時：計4回漢方を内服した後，大量の発汗があり37℃台まで解熱した．
> 翌朝：発熱なく，アイシングと授乳，葛根湯1回2.5g（1包），1日3回を継続して治癒した．
> ※葛根湯に桔梗石膏を併用して，排膿作用と抗炎症作用を強化することに加えて，発汗があるまで間隔を詰めて服用しており，漢方医ならではの治療である．さらに，自ら1〜2時間おきにエキス製剤をお湯に溶かして看病する漢方医の妻に対する愛情が感じられる症例である（実は筆者の友人の漢方医である）．

5）その他

葛根湯はそのほかにもさまざまな上半身に生じる疾患・症状に対して活用可能であり，歯の痛みや上半身の蕁麻疹に対して有効であった例も報告されています．最近，筆者も，皮膚科からの紹介で10年来の鼻尖部の毛包炎のため抗菌薬の内服をくり返している症例を経験しました．抗炎症作用のある漢方薬を中心に治療をしてもなかなか改善しなかったのですが，葛根湯を併用すると，毛包炎の紅斑がみるみる軽減し，葛根湯の効果について驚かされたばかりです．皆様も，葛根湯医者に負けないくらい，葛根湯を上手に活用して，漢方治療の可能性を拡げてほしいと思います．

❸ 葛根湯をもっと効かせる！

1）風邪に対する服用方法と養生について

　風邪に対して，漢方薬で治療をする場合，発汗させることで治癒を促します．たとえ，葛根湯にぴったりの症状であったとしても，服用方法や養生を間違えると十分に効果を発揮できない可能性があります．第一に，**必ずお湯で溶いて内服することが重要です**．また，「1回● g，1日3回（毎食前）」と定期的に内服させるのはナンセンスで，1回の服用で発汗がない場合には，麻黄の副作用がでやすい高齢者などでなければ，**発汗するまで2〜3時間おきに間隔を詰めて内服してもらいます**．具体的には，初回は5.0 g（1回2包）を内服してもらい，その後，常用量の1日分を半日で飲んでもらうとよいでしょう．漢方治療に慣れてきたら，さらに増量したり，間隔を短くすることも可能です．また，効果を高めるためにひね生姜をすりおろしたものをひとつまみほど加えて服用するのも効果的です．さらに，**体を温めて安静に保ち，きちんと養生することが大切です**．布団で覆ってしっかり寝る，食べものもお粥やうどんなど温かい消化しやすいものを食べるように指導します．

 ここがポイント：服用方法と養生の指導をしっかりと！
- 服用方法 …必ずお湯に溶いて内服．発汗するまで間隔を詰めて内服する
- 養生 …発汗させるために温かく安静に保つ．お粥などの温かい消化しやすいものを食べる

 ギモンへの回答

Q1. 風邪のひきはじめに用いますが，処方日数はどうしたらよいですか？

Answer 風邪のひきはじめの悪寒のある時期に適応になりますので，処方日数は長くても5日間程度です．一方，慢性副鼻腔炎や肩こりなどの慢性の病態に対して用いる場合は，麻黄による胃腸障害に注意します．

Q2. 風邪に対して現代医学的な治療と併用してもよいですか？

Answer 風邪のひきはじめに適切な漢方治療と養生を行えば，原則として，漢方薬のみで治療が可能です．しかし，実際の臨床では，受診時に葛根湯の適応時期から少しずれていたり，温かくして安静にできないことも考えられます．また，患者さんの治療に対する満足度なども考慮して，咳嗽や喀痰に対して鎮咳薬や去痰薬を併用することもやむをえないと考えます．ただし，葛根湯は，体表面を温めて発汗させることが目標ですから，体を冷やす性質のある解熱鎮痛薬（アセトアミノフェンやNSAIDs）を併用することは原則として避けるべきです．

Q3. 風邪に対して葛根湯の効かなかった場合はどう考えたらよいですか？

Answer「風邪の初期に葛根湯を服用すると，市販の総合感冒薬と比べて風邪症状は早期に軽快するか？」というRCT [13] があります．プライマリエンドポイントである2日連続で悪化した患者の割合は，葛根湯22.6％，総合感冒薬25.0％で葛根湯の方が悪化する患者の割合は少ない傾向にあるものの，残念ながら有意差は検出されませんでした．この論文を読んで，風邪の初期に葛根湯の効果が示すことができなかったのは，2つの大きな理由があると考えます．1つ目は本当に葛根湯の適応であったかということです．本稿では，悪寒や汗の状態や項背部のこわばりを広く解釈して，風邪に対して葛根湯は幅広く適応になることを解説しました．しかし❷-1)-f)で述べたように，**葛根湯の適応となる悪寒は，発熱を前提としており，悪寒と冷えがある風邪には効果が期待できません**．当院職員の風邪に対する当科の医師の処方傾向や自身の風邪診療を考えた場合，冷えがあって，体を温めて治療する麻黄附子細辛湯が適応となる風邪の増加を実感しており[7, 14]，この論文でも葛根湯が適応となる風邪の割合が少なかった可能性があります．2つ目は，服用方法です．この論文では，常用量を1日3回で4日間服用しています．**葛根湯の服用は，汗が出るまで間隔を詰めた服用が原則ですので，葛根湯の効果が最大限に引き出されなかった可能性が考えられます**．保険適応や安全性の問題も心配されるかと思いますが，まずは，自分や家族などの身近な人から間隔を詰めた服用方法を徐々に取り入れて慣れていただき，風邪の漢方治療の醍醐味である劇的な効果を味わって欲しいと思います．

❹ 葛根湯のまとめ

▶ この漢方薬を一言で

「風邪薬だけではもったいない！！　上半身のこわばる・つまる症状には葛根湯」

▶ 主な適応

- 風邪
- 副鼻腔炎・鼻閉型アレルギー性鼻炎
- 肩こり・肩関節周囲炎・筋緊張性頭痛
- 乳腺炎

◆ 文 献

1) 加島雅之：かぜ．「漢方処方 定石と次の一手」（入江祥史／編著），p1-11，中外医学社，2016
2) 大塚敬節：葛根湯を語る．漢方の臨床，11：334-343，1964
3) Kubo T & Nishimura H：Antipyretic effect of Mao-to, a Japanese herbal medicine, for treatment of type A influenza infection in children. Phytomedicine, 14：96-101, 2007
4) Saita M, et al：The efficacy of ma-huang-tang (maoto) against influenza. Health, 3：300-303, 2011
5) Nabeshima S, et al：A randomized, controlled trial comparing traditional herbal medicine and neuraminidase inhibitors in the treatment of seasonal influenza. J Infect Chemother, 18：534-543, 2012
6) 「はじめての漢方診療 十五話［DVD付］」（三潴忠道／著），pp76-79，医学書院，2005
   ▶ 当科の前部長（現在は福島県会津医療センター教授）が書いた私たちの漢方の教科書です．筆者も初学者のときから何度もくり返し読みました．
7) 吉永 亮：風邪に対する漢方薬の考え方・使い方①．プライマリ・ケア，1：21-25，2016
8) 中永士師明，他：頸肩腕痛に対する葛根加朮附湯の有効性について．日本東洋医学雑誌，62：744-749，2011
9) 中永士師明，五十嵐季子：漢方治療を併用した破傷風の1例．日本職業・災害医学会会誌，60：108-113，2012
10) Nakae H, et al：A case of tetanus treated with Kampo medicines such as Kakkonto and Shakuyaku-kanzoto. Acute Medicine and Surgery, 4：217-220, 2016
    ▶ 秋田大学救急部の中永先生は，救急分野に関する漢方の論文を多数書かれていて，見習わねばと思います．
11) 「類聚方広義解説 POD版」（藤平 健／主講，藤門医林会／編），創元社，p265，2005
    ▶ 当科の朝の勉強会でくり返し読んでいます．漢方を深く学びたい人は読むべきですが，1人で読むのはつらいので詳しい人と一緒に読むのがオススメです．
12) 木下哲郎：乳腺炎に対する葛根湯の使用経験．産婦人科漢方研究のあゆみ，32：85-88，2015
13) Okabayashi S, et al：Non-superiority of Kakkonto, a Japanese herbal medicine, to a representative multiple cold medicine with respect to anti-aggravation effects on the common cold: a randomized controlled trial. Intern Med, 53：949-956, 2014
14) 吉永 亮：風邪に対する漢方薬の考え方・使い方③．プライマリ・ケア，2：30-35，2017

Profile

吉永 亮　Ryo Yoshinaga

所属：飯塚病院東洋医学センター 漢方診療科
専門：日本東洋医学会漢方専門医，指導医，
　　　日本内科学会認定内科医，総合内科専門医，
　　　日本プライマリ・ケア連合学会プライマリ・ケア認定医・家庭医療指導医

総合病院のなかで，入院治療や煎じ薬による漢方治療が行える環境で，漢方を勉強する毎日です．今後も漢方の可能性を広げ，プライマリ・ケアや総合診療に役立つ漢方を発信していきたいです（日本プライマリ・ケア連合学会の実践誌「プライマリ・ケア」でも漢方の連載を担当させていただいています．ぜひ読んでください）．

第2章 よく使われる漢方薬 〜意外とこんな症状にも使えます〜

1 小青竜湯・麻黄附子細辛湯

井上博喜

総合診療医のギモン

Q1. 小青竜湯がアレルギー性鼻炎に対して，抗ヒスタミン薬や点鼻ステロイドよりもよい点はありますか？

Q2. アレルギー性鼻炎で漢方薬と抗ヒスタミン薬を併用してもよいですか？

漢方医学的ヒント くしゃみ   水様鼻汁   眠気がない   冷え

漢方医のオススメ
・小青竜湯や麻黄附子細辛湯が有効な風邪があります！

はじめに

　抗ヒスタミン薬は，アレルギー性鼻炎に対して有効です．しかし副作用が出て使用しにくい場合や効果が不十分な場合もしばしば経験します．そのようなときに，小青竜湯や麻黄附子細辛湯を知っていると対処可能です．本稿では，小青竜湯や麻黄附子細辛湯の特徴について理解を深めていただき，うまく使い分けるコツについて解説していきます．

水毒

　漢方医学の概念で「水毒」というものがあります．水毒というのは，全身をめぐる「水」が身体の一部に偏った状態のことで，寺澤による水滞（水毒）の診断基準によると，**めまいや頭痛，むくみ，朝のこわばり，車酔いしやすい，尿量が少ないあるいは多尿**など多彩な症状は水毒が原因で出現すると考えます（表）[1]．雨天時や低気圧が近づいた際の体調不良・症状悪化も水毒を示唆する重要な所見です．特徴的身体所見は舌と腹部に認められ，図1のように舌はむくんで腫れぼったくなって（腫大），歯の痕がつき（歯痕），上腹部をスナップを効かせて軽く叩くとチャポチャポと音がします（胃部振水音）[2]．その他に臍の上部の正中線上，またはやや左側を指頭で軽く触れた際に腹部大動脈の拍動を触れる場合もあります（臍上悸）．

表 ◆ 水滞（水毒）の診断基準

身体の重い感じ	3	悪心・嘔吐	3
拍動性の頭痛	4	腸のグル音の亢進	3
頭重感	3	朝のこわばり	7
車酔いしやすい	5	浮腫・振水音	15
めまい・めまい感	5	胸水・腹水・心嚢水	15
立ちくらみ	5	臍上悸	5
水様の鼻汁	3	下痢	5
唾液分泌過多	3	尿量減少	7
泡沫状の喀痰	4	多尿（薄い色）	5

総計13点以上を水毒とする．
（文献1より引用）

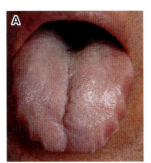 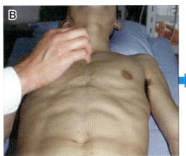 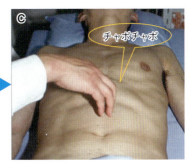

図1 ◆ 水毒の他覚的所見
A：舌．腫大，歯痕
B，C：腹部，振水音．スナップを効かせて上腹部を軽く叩く
（A，Bは文献2より転載，Cは文献3を改変して転載）

1 小青竜湯・麻黄附子細辛湯とは

1）小青竜湯の解説

　　　Advanced columnのようなもともと「水毒」体質の方は，くしゃみ・水様鼻汁・水様痰を主体とする風邪に罹りやすく，その場合の第一選択薬が小青竜湯となります．風邪以外でも，主な症状がくしゃみ・水様鼻汁・水様痰であるアレルギー性鼻炎や気管支炎，気管支喘息にも応用できます（図2）．

2）麻黄附子細辛湯の解説

　　　漢方医学では「冷え」の有無に注目します．風邪においても同様で，発熱の有無にかかわらずゾクゾクとした寒気を感じる，顔色が悪い，温かい飲み物を好むといった症状があれば「冷え」があると考えます．さらに，このような風邪は，咽頭痛や「横になるところがあったら横になっておきたい，椅子があったら座っておきたい」というような強い全身倦怠感を伴うこと

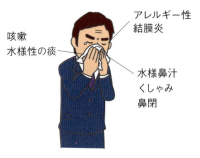

図2◆小青竜湯の適応

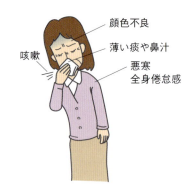

図3◆麻黄附子細辛湯の適応

が多いです[4,5].高齢者や体力が低下した人は,このような冷え,咽頭痛,全身倦怠感を伴う風邪にかかりやすく,麻黄附子細辛湯が非常に有効です(図3).風邪以外でも,「冷え」を伴うアレルギー性鼻炎や気管支炎,気管支喘息にも頻用されます.

> **小青竜湯の処方ポイント**
> ・くしゃみ・水様鼻汁・水様痰を主体とする風邪や気管支炎,気管支喘息,アレルギー性鼻炎の第一選択薬！
>
> **麻黄附子細辛湯の処方ポイント**
> ・高齢者や体力が低下した人が罹患しやすい,強い寒気や全身倦怠感を伴う風邪に有効！
> ・冷えを伴う気管支炎,気管支喘息,アレルギー性鼻炎に使用！

❷ 小青竜湯・麻黄附子細辛湯を使ってみよう！

1) 風邪・気管支炎

小青竜湯は,気管支炎に対してプラセボを対照とした二重盲検ランダム化比較試験により,対照群と比して有意に優れていること,特に咳および水様痰を有する症例で,全般改善度有効率が最も高かったことが明らかにされました[6].また麻黄附子細辛湯は,かぜ症候群に対して,封筒法による無作為選択法で総合感冒薬より有意に全般改善度が高く,発熱持続日数も有意に短縮していました[7].このように風邪や気管支炎などの急性上気道炎に漢方治療は有効です.しかし第1章-5で解説されているように「風邪に葛根湯」のような単一的使用では,効果が乏しくなります.本稿では,小青竜湯と麻黄附子細辛湯が有効な風邪のパターンについて解説していきます.

a）小青竜湯が有効な風邪

小青竜湯が有効であった例を紹介します．

症例1

7歳，アトピー性皮膚炎で当科に定期通院中の女児．平素から風邪をひきやすく，風邪をひくとくしゃみや水様鼻汁が出て，1週間ほど長引くことが多い．ある当科定期受診日，その日の朝は寒かったが，いつものようにくしゃみと水様鼻汁が出だした．軽い頭痛と咳嗽も認め，体温は37.5℃であった．

頬に赤味を帯びていた．寒気はあまり強くなく，口渇もなかった．舌には腫大と歯痕を認め，腹部には胃部振水音を認めた．

小青竜湯を投与したところ，2時間ほどでくしゃみや水様鼻汁が出なくなり，翌日は元気に学校に行くことができた．お母様も，「こんなに早く風邪が治ったのははじめて」と喜んでいた．

小青竜湯には，麻黄と桂皮という発汗を促す生薬に加え，五味子，半夏といった水毒を改善する生薬が入っています（図4）．そのため，**くしゃみ・水様鼻汁・水様痰を主体とする風邪に有効**です．このような風邪に出会ったら第一選択薬として使用してよいですが，図1のような**舌の腫大や歯痕，腹部の胃部振水音などを確認する**と，より自信をもって処方することができます．しかし小青竜湯の味は少し酸っぱく，飲みにくいと感じる方もいます．その際は1回6錠とやや量は多いですが，錠剤を試してみるとよいと思います．

> **風邪に対する小青竜湯の処方ポイント**
> ・くしゃみ・水様鼻汁・水様痰を主体とした症状がある
> ・舌の腫大や歯痕・胃部振水音があれば自信をもって処方できる

処方例 小青竜湯（19）1回3g，1日3回（毎食前）5日分　または，
小青竜湯（クラシエEKT-19）1回6錠，1日3回（毎食前）5日分

b）麻黄附子細辛湯が有効な風邪

麻黄附子細辛湯が有効であった例を示します．

症例2

50歳代の女性，看護師．病棟でインフルエンザが流行し，管理職として対応に忙しかったのに加えて，娘の里帰り出産も重なり疲れがたまっていた．3日前から体がなんとなくだるくなり，2日前から咳嗽と咽頭痛，水様鼻汁を認めるようになった．熱は37.3℃程度であった．そこで昨日，以前当科から処方され余っていた麻黄湯エキスを内服した．しかし体調がかえって悪化したため当科を受診した．

平素は元気な方であるが，この日はだるくてたまらないと言われた．「座るところがあったら座っ

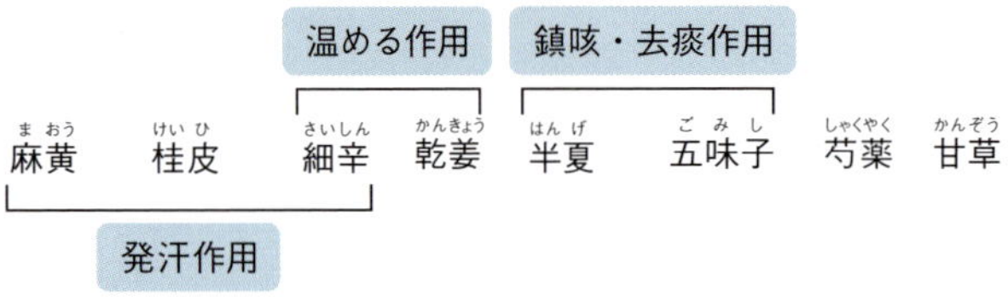

図4 ◆ 構成生薬と主な漢方医学的作用（小青竜湯）

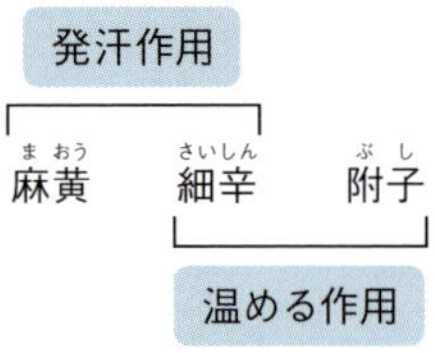

麻黄・桂皮・細辛：発汗作用
細辛：温める作用
乾姜・半夏：鎮咳・去痰作用
芍薬・甘草

図5 ◆ 構成生薬と主な漢方医学的作用（麻黄附子細辛湯）

麻黄：発汗作用
細辛・附子：温める作用

> ておきたいですか？」の質問に,「そうですね．ラウンドの合間にも椅子を探してしまいます」とのことであった．手足は冷えており，顔色もさえなかった．体温は37.6℃であったが，ゾクゾクとした寒気を感じると訴えた．身体所見上は，咽頭後壁や扁桃の発赤や腫脹，呼吸雑音を認めず，インフルエンザ迅速診断キットは陰性であった．
> 　麻黄附子細辛湯を内服し，ベッドで布団をかけて横になってもらった．15分後，体が温かくなり，だるさも少し楽になったとのことで，麻黄附子細辛湯を継続して内服してもらった．翌日には症状はほぼ消失し，元の元気をとり戻していた．

　麻黄附子細辛湯は，発汗作用を有する麻黄と，体を温める作用をもつ細辛と附子という生薬の組合わせからできています（図5）．特に附子の体を温める作用は非常に強力ですので，麻黄附子細辛湯は強い「冷え」を伴う風邪に有効です．「冷え」と第1章-5に出てくる「悪寒」はどう違うの？ と疑問に感じる方もいると思います．**「悪寒」は熱が出る前のゾクゾクした感じで，基本的に熱が出るとなくなるのに対して，「冷え」は，症例2のように熱があってもゾクゾクした寒さが持続**します．しかし熱が出る前は「冷え」と「悪寒」の鑑別は難しいため，**倦怠感の有無に注目します．全身が「冷え」た状態では，強い倦怠感を伴うことが多いため，「横になるところがあったら横になっておきたい，椅子があったら座っておきたい」というような強い全身倦怠感を伴う場合は「悪寒」ではなく，「冷え」と判断します．

　また細辛には鎮痛効果もありますので，麻黄附子細辛湯は咽頭痛を伴う風邪にも有効です．症例2のように，**ストレスや多忙から体力が低下している方や高齢者は，このような冷え，咽頭痛，倦怠感を伴う風邪にかかりやすく，麻黄附子細辛湯が非常に有効**です．その切れ味のよさから，「あの薬をまたください．少し変かな？ と思ったときに飲むとすぐ効きます」とリピーターが多いのも特徴です．しかし，麻黄附子細辛湯に含まれる細辛のピリピリ感が苦手だと言われる方もいますので，その際はカプセル製剤を試してみるとよいです．

> **風邪に対する麻黄附子細辛湯の処方ポイント**
> ・高齢者や体力が低下している人がかかりやすい
> ・ゾクゾクとした寒気があって，「横になりたい・座っておきたい」倦怠感を伴う

> **処方例** 麻黄附子細辛湯（127）1回2.5 g, 1日3回（毎食前）5日分　または，
> 　　　　　麻黄附子細辛湯（コタローNC127）1回2カプセル, 1日3回（毎食前）5日分

c）麻黄附子細辛湯と鑑別すべき処方 〜桂枝二越婢一湯〜

　b）で述べたように麻黄附子細辛湯は咽頭痛を伴う風邪に有効ですが，他に咽頭痛を伴う風邪によく使用される処方に桂枝二越婢一湯があります．**麻黄附子細辛湯との違いは，寒気や倦怠感があまり強くないこと，熱感と口渇（冷たい水を好む）を伴うことです．**桂枝二越婢一湯は，われわれの施設でも頻用されている処方の1つで，当科を臨時受診した当院職員の調査でも，桂枝二越婢一湯は約2割に処方されていました[8]．エキス製剤はないため，桂枝湯エキスと越婢加朮湯エキスを一緒に混ぜて内服してもらうことで代用しています．

> **桂枝二越婢一湯の処方ポイント**
> 　咽頭痛を伴い，寒気や倦怠感が軽度で，熱感と口渇（冷たい水を好む）を伴う風邪に使用！

> **処方例** 桂枝湯（45）1回2.5 g ＋越婢加朮湯（28）1回2.5 g, 1日3回（毎食前）5日分

2）アレルギー性鼻炎

　小青竜湯は，気管支炎に対してだけでなくアレルギー性鼻炎に対しても二重盲検ランダム化比較試験により有効性が明らかになっています[9]．また春季花粉症に対して，麻黄附子細辛湯の全般改善度や有用度は，小青竜湯と比較して非劣性であることも示されています[10]．

　一般にアレルギー性鼻炎には抗ヒスタミン薬が使われます．眠気の副作用は，第2世代になって軽くなったと言われますが依然認められます．しかし小青竜湯や麻黄附子細辛湯には，中枢神経興奮作用を有する「麻黄」が含まれています（後述❷-2）参照）ので，眠くなる心配はありません．アレルギー性鼻炎に対するベシル酸ベポタスチン（タリオン®）と小青竜湯との比較検討では，症状改善効果は同等で，両群間に有意差は認めませんでしたが，眠気に関しては，小青竜湯のみで有意な改善効果を示しました[11]．このように**眠くならない抗アレルギー薬として使用することができます．**さらにベシル酸ベポタスチン単独投与では十分な効果が得られなかった症例に小青竜湯を併用投与したところ，良好な併用効果が得られたという結果も出ているため[11]，それぞれ**単独で用いて効果が不十分なときには，併用療法を検討する**とよいでしょう．

a）小青竜湯・麻黄附子細辛湯が有効なアレルギー性鼻炎

　小青竜湯と麻黄附子細辛湯が有効であった例を紹介します．

症例3

30歳代，女性．10歳頃から春と秋を中心に，くしゃみと鼻汁が出現し，悪化時のみ耳鼻咽喉科

から抗ヒスタミン薬を処方されていた．ある年の10月，例年同様くしゃみと鼻汁が出現し，いつもと同じように抗ヒスタミン薬を内服したが，この年は症状がなかなか改善しなかったため，漢方治療を希望し当科を受診した．自覚症状としては，食欲は良好で，立ちくらみと足の浮腫みがあった．舌には腫大と歯痕を認め，腹部には胃部振水音を認めた．

小青竜湯エキス（1回3g，1日3回）を投与したところ，14日後にはくしゃみと鼻汁が減少した．

症例4

40歳代，女性．11年前にアレルギー性鼻炎を発症した．一昨年までは，治療せずにどうにか過ごせていたが，昨年から水様鼻汁がひどく出るようになり，近医で小青竜湯を処方された．しかし胃痛が出現したため内服継続が困難となり，抗ヒスタミン薬に変更された．今年は漢方治療だけでアレルギー性鼻炎の治療をしたいと希望され，1月に当科を受診した．小柄で華奢な体格で，顔色はあまりよくなく，足に冷えを認めた．また温かい飲み物を好んで飲むとのことであった．

小青竜湯の内服で胃痛が出現したことも考慮して，麻黄附子細辛湯（1回2.5g，1日3回）と六君子湯（1回2.5g，1日3回）を併用したところ，症状はほとんど出現せず，「今年は今までで一番楽だった」と言われた．その後も，毎年1月に受診され，5月まで同処方を継続し良好な経過をたどっている．

　小青竜湯と麻黄附子細辛湯をアレルギー性鼻炎に応用する際，風邪との違いは発熱の有無のみで基本的に使い方は同じです．**小青竜湯は，くしゃみと水様鼻汁を伴うアレルギー性鼻炎の第一選択薬**で，症例3のように，**立ちくらみや足の浮腫み，舌には腫大と歯痕，腹部には胃部振水音といった水毒所見を確認すると，有効率が上がる**と思います．

　一方，**麻黄附子細辛湯は「冷え」を伴うアレルギー性鼻炎に有効**です．症例4のように，**顔色がよくない，足が冷える，温かい飲み物を好むなどは冷えを示唆する所見**ですので，そのような場合は麻黄附子細辛湯を選択してください．

　水毒所見と冷えを両方認める場合は，「❸小青竜湯・麻黄附子細辛湯をもっと効かせる！」で後述しますので参照してください．

> **処方例** ① 小青竜湯（19）1回3g，1日3回（毎食前）14〜28日分　または，
> 　　　　　小青竜湯（クラシエEKT-19）1回6錠，1日3回（毎食前）14〜28日分
> 　　　　② 麻黄附子細辛湯（127）1回2.5g，1日3回（毎食前）14〜28日分　または，
> 　　　　　麻黄附子細辛湯（コタローNC127）1回2カプセル，1日3回（毎食前）
> 　　　　　14〜28日分

b）アレルギー性鼻炎に対して鑑別すべき処方① 苓甘姜味辛夏仁湯

　図4，5のように，小青竜湯，麻黄附子細辛湯はともに「麻黄」を含んでいます．麻黄に関する薬理作用として，交感神経・中枢興奮作用や鎮咳・気管支拡張作用，抗炎症作用，発汗作用，抗アレルギー作用などが報告されており，風邪や気管支炎，気管支喘息，アレルギー性鼻炎の治療の中心を担っています．しかし麻黄は副作用として，胃腸障害や交感神経興奮作用による

虚血性心疾患，不整脈，動悸，尿閉，中枢興奮作用による不眠などに注意が必要です．そのため，小青竜湯や麻黄附子細辛湯を内服し，**胃腸障害や動悸，不眠**などの副作用が出る場合は，"麻黄を含まない小青竜湯" と言われている苓甘姜味辛夏仁湯（りょうかんきょうみしんげにんとう）を選択するとよいと思います．

 麻黄の副作用に注意！
- 交感神経興奮作用 …不整脈，動悸，尿閉
- 中枢興奮作用 …不眠
- 胃腸障害

 苓甘姜味辛夏仁湯の処方ポイント
　小青竜湯や麻黄附子細辛湯で胃腸障害や動悸，不眠の副作用が出る場合に選択！

処方例 苓甘姜味辛夏仁湯（119）1回2.5 g，1日3回（毎食前）14～28日分

c）アレルギー性鼻炎に対して鑑別すべき処方② 越婢加朮湯

　前述3処方のいずれかで症状が改善しない場合，鼻汁に粘りがある場合，目・まぶた・鼻粘膜が赤く腫れたり口渇があるなど熱症状が強い場合は，麻黄の含有量が最も多く，強い清熱作用を有する「石膏」も含んでいる越婢加朮湯（えっぴかじゅつとう）を選択します．

 越婢加朮湯の処方ポイント
　鼻汁に粘り，目・まぶた・鼻粘膜に発赤，口渇がある場合に選択！

処方例 越婢加朮湯（28）1回2.5 g，1日3回（毎食前）14～28日分

3）皮膚疾患（寒冷じんま疹・帯状疱疹後神経痛・日光過敏症）

症例5

　60歳代，女性．掌蹠膿疱症に対する漢方治療で当科に通院中であった．荊芥連翹湯（けいがいれんぎょうとう）により症状は落ち着いていたが，ある年の7月にじんま疹を認めるようになった．皮膚科を受診し，抗ヒスタミン薬を処方されたが，眠気のため内服を継続できず，漢方治療を希望された．
　診察時にはじんま疹を認めていなかったが，写真を見ると淡いピンク色の膨隆疹であった．自覚症状は，寒がりで仕事が忙しくて疲れているとのことであった．さらに話を聞くと，クーラーが入った部屋にいるときにじんま疹が出やすいと言われた．舌には特記するべき所見はなかったが，足や腹部に冷えを認めた．
　漢方薬を麻黄附子細辛湯（1回2.5 g，1日3回）に変更した．2週間後，6週間後の診察で，じん

> ま疹が出現する範囲は徐々に減少し，10週間後には全く出なくなった．その後，6カ月間継続したが，じんま疹の再燃は認めず廃薬とした．

　寒冷じんま疹などの皮膚疾患に麻黄附子細辛湯を使用することがあります．風邪に使用する処方を皮膚疾患にも使用することに違和感を感じる方も多いと思います．漢方医学では，表裏という考え方があり，皮膚など身体の表面の病気を「表証」，消化管など身体の内部の病気を「裏証」と呼びます．風邪も病気が身体の表面にある状態と考えますので，皮膚疾患や後述する関節疾患と同じ「表証」であり，治療方法も同じということになります．ですので，葛根湯なども皮膚疾患に応用できるのですが，筆者は特に，**寒冷じんま疹，冷えにより疼痛が増す帯状疱疹後神経痛**[12]　など，冷えを伴う皮膚疾患に麻黄附子細辛湯をよく使用し効果を実感しています．その他，病名投与的になりますが，**日光過敏症に麻黄附子細辛湯が有効**な場合があります．西洋医学的には，治療法に乏しい疾患ですので，一度試してみてはいかがでしょうか？

4）関節炎

> **症例6**
>
> 50歳代，やや肥満体型の女性．左膝関節が腫れ，整形外科で変形性膝関節症と診断された．たびたび関節穿刺を施行され，関節液の除去を行っていたが，痛みが徐々に悪化し，立ち座りに不自由を感じるようになったため当科を受診した．左膝関節は腫脹していたが，熱感は認めなかった．自覚症状としては，季節性のアレルギー性鼻炎があり，天気が崩れると膝関節が特に痛んだ．舌には腫大と軽度の歯痕を認め，腹部には胃部振水音を認めた．
>
> 小青竜湯エキス（1回3g，1日3回）を投与したところ，膝関節に関節液がたまらなくなり，1カ月後には，正座ができるようになった．

　❷-3）でも述べたように，関節疾患も「表証」ですので，小青竜湯が応用できます．小青竜湯は慢性期の変形性膝関節症のように，**関節に熱感を認めないが腫れている場合によい適応**となります．このような場合，防已黄耆湯を使用することが多いですが，防已黄耆湯は色白で水太りの体質で，汗をかきやすく下肢に浮腫を認める方が適応になります．そのような傾向がなく症例6のように，天気が崩れると痛みが増す，舌に腫大と歯痕がある，腹部に胃部振水音があるなど水毒所見を著明に認めるときは，小青竜湯の方がより有効と思われます．

❸ 小青竜湯・麻黄附子細辛湯をもっと効かせる！

　小青竜湯の有効率をさらに上げるには，**口渇と冷えの有無に注目**するとよいです．口渇を認める（熱≒炎症がより強い）場合は清熱作用がある石膏を加えるとよいです．エキス製剤で併用する場合は，麻杏甘石湯を併用すると，図6のように小青竜湯に石膏と杏仁を加えた形になるため選択されることが多いです．同様に，冷えを認める（代謝が低下している）場合は，小青竜湯に温める作用のある附子を加えるとよいです．エキス製剤で併用する場合は，麻黄附子

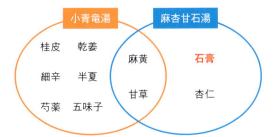

図6 ◆ 小青竜湯と麻杏甘石湯の構成生薬

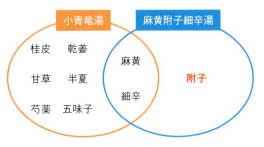

図7 ◆ 小青竜湯と麻黄附子細辛湯の構成生薬

細辛湯を併用すると，図7のように小青竜湯に附子が加わった形になります．小青竜湯，麻杏甘石湯，麻黄附子細辛湯はいずれも麻黄を含むため，**併用すると麻黄が増量され効果の上乗せが期待される反面，胃腸障害などの副作用もきたしやすくなります**．併用により胃腸障害を認めるようになった場合は，麻杏甘石湯の代わりに桔梗石膏を，麻黄附子細辛湯の代わりに加工ブシ末を併用するとよいです（図8）．

　麻黄附子細辛湯は非常に切れ味のよい処方ですが，高齢者や虚弱な方は胃腸障害を起こしやすいため，長期間使用する場合ははじめから，胃もたれを認める場合はその時点から，症例4のように**六君子湯**を併用するとよいでしょう．❷-2-b）で胃腸障害があるときは苓甘姜味辛夏仁湯がよいと解説しましたが，やはり麻黄が入っている方が薬の切れ味があり，有効性が高いので，麻黄附子細辛湯と六君子湯の併用で胃腸障害が緩和されるようであれば，そちらを優先した方がよいでしょう．それでも胃腸障害が持続するようであれば，苓甘姜味辛夏仁湯に変更してください．

> **処方例** 小青竜湯（19）1回3g＋麻杏甘石湯（55）1回2.5g，1日3回
> 小青竜湯（19）1回3g＋麻黄附子細辛湯（127）1回2.5g，1日3回
> 麻黄附子細辛湯（127）1回2.5g＋六君子湯（43）1回2.5g，1日3回

ギモンへの回答

Q1. 小青竜湯がアレルギー性鼻炎に対して，抗ヒスタミン薬や点鼻ステロイドよりもよい点はありますか？

　Answer 眠くなる心配がないことが，抗ヒスタミン薬よりよい点です．

Q2. アレルギー性鼻炎で漢方薬と抗ヒスタミン薬を併用してもよいですか？

　Answer 併用することは可能です．抗ヒスタミン薬と小青竜湯に代表される漢方薬では，作用機序が異なります．そのため抗ヒスタミン薬で十分な効果が得られないときは，小青竜湯や麻黄附子細辛湯を併用することで，上乗せ効果が期待できます．

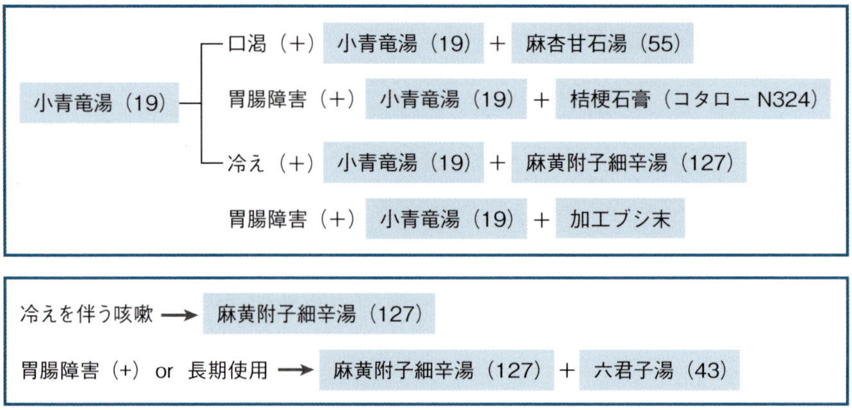

```
小青竜湯（19）─┬─口渇（＋） 小青竜湯（19） ＋ 麻杏甘石湯（55）
              ├─胃腸障害（＋） 小青竜湯（19） ＋ 桔梗石膏（コタロー N324）
              └─冷え（＋） 小青竜湯（19） ＋ 麻黄附子細辛湯（127）
              胃腸障害（＋） 小青竜湯（19） ＋ 加工ブシ末

冷えを伴う咳嗽 ─→ 麻黄附子細辛湯（127）
胃腸障害（＋）or 長期使用 ─→ 麻黄附子細辛湯（127） ＋ 六君子湯（43）
```

図8 ◆ 小青竜湯・麻黄附子細辛湯の使用例

④ 小青竜湯のまとめ

▶ この漢方薬を一言で

「アレルギー性鼻炎の第一選択薬．くしゃみ・水様鼻汁・水様痰を主体とする風邪にも有効」

▶ 主な適応

- アレルギー性鼻炎
- 風邪
- 関節炎

⑤ 麻黄附子細辛湯のまとめ

▶ この漢方薬を一言で

「冷えを伴うアレルギー性鼻炎に使用．強い寒気や倦怠感，咽頭痛を伴う風邪にも有効」

▶ 主な適応

- 風邪
- アレルギー性鼻炎
- 皮膚疾患

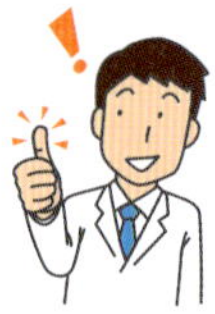

◆ 文　献

1）「症例から学ぶ和漢診療学 第3版」（寺澤捷年/著），医学書院，2012
2）飯塚病院漢方診療科：日常診療に役立つ漢方講座　入門講座『はじめての漢方診療』(6) 診察の実際：四診
　　https://aih-net.com/medical/depart/kanpo/iryou/kanpokouza/012.pdf
3）「はじめての漢方診療 十五話［DVD付］」（三潴忠道/著），医学書院，p218, 2005

4）「これだけは知っておきたい実践診療のコツ 呼吸器症状漢方治療マニュアル」（伊藤 隆／著），現代出版プランニング，2006
5）「現代 和漢診療学」（嶋田 豊／著），ブイツーソリューション，2014
6）宮本昭正，他：TJ-19 ツムラ小青竜湯の気管支炎に対するPlacebo対照二重盲検群間比較試験．臨床医薬，17：1189-1214，2001
7）本間行彦，他：かぜ症候群に対する麻黄附子細辛湯の有効性―封筒法による比較試験．日本東洋医学雑誌，47：245-252，1996
8）前田ひろみ，他：飯塚病院職員の発熱・風邪症状における漢方医学的症候について．日本東洋医学雑誌，64 suppl：282，2013
9）馬場駿吉，他：小青竜湯の通年性鼻アレルギーに対する効果―二重盲検比較試験．耳鼻咽喉科臨床，88：389-405，1995
10）吉本達雄，他：春季花粉症に対する小青竜湯と麻黄附子細辛湯の効果―両方剤効果の検討．Therapeutic reseach，23：2253-2259，2002
11）新川光俊，他：アレルギー性鼻炎に対する小青竜湯とベシル酸ベポタスチンの併用効果および眠気について．漢方と免疫・アレルギー，18：70-76，2005
12）「症例による漢方治療の実際」（松田邦夫／著），p402，創元社，1992

Profile

井上博喜 Hiroki Inoue

所属：飯塚病院東洋医学センター 漢方診療科
専門：日本東洋医学会漢方専門医・指導医，日本内科学会認定内科医・総合内科専門医

大学卒業後，富山医科薬科大学和漢診療部（現 富山大学和漢診療学講座）に入局しました．そこで漢方医学の基礎を学んだ後，飯塚病院に移り早くも4年経ちました．現在は，まだ茶道や武道の「守破離」で言うと「守」ることが多いと思いますが，今後殻を「破」っていきたいと思います．また漢方医学を学びたい方に，正しい漢方医学をわかりやすく伝えていくことも目標にしています．

第2章　よく使われる漢方薬 〜意外とこんな症状にも使えます〜

2　麦門冬湯

溝口孝輔

総合診療医のギモン

Q1. どのようなタイプの咳に有効ですか？麦門冬湯が適さない咳はありますか？
Q2. 西洋薬の鎮咳薬と併用してもよいですか？
Q3. 感冒後咳嗽以外に使うことはありますか？

漢方医学的ヒント　乾燥感　乾性咳嗽　粘稠痰

はじめに

　麦門冬湯（ばくもんどうとう）は咳嗽に対する漢方薬として有名です．また，複数のランダム化比較試験の報告もあり，「咳嗽に関するガイドライン 第2版」には感染後咳嗽の治療薬としてあげられています[1〜3]．咳嗽は喀痰の有無で乾性咳嗽・湿性咳嗽に大別され，時間軸からは急性咳嗽，慢性咳嗽に分けられます．その原因は多岐にわたりますが，本稿ではまず，麦門冬湯がどのような咳嗽に有効かを，いくつかのエビデンスも示しながら説明します．さらに，咳嗽以外の病態への応用にも言及し，麦門冬湯の懐の広さを感じていただければと思います．

1　麦門冬湯の解説

1）古典的な麦門冬湯の捉え方

a）構成生薬

　麦門冬湯は『金匱要略（きんきようりゃく）』を原典とします．『金匱要略』は『傷寒論（しょうかんろん）』と並ぶ漢方古典のバイブルであり，そのなかに「大逆上気（たいぎゃくじょうき），咽喉不利（いんこうふり），逆を止め，気を下すは，麦門冬湯之（これ）を主（つかさど）る」と記されております．これは「発作性に連続して咳が出て，喉がつまったように苦しい場合には麦門冬湯がよい」という意味です．さらに詳しく言うと，「胃腸が弱ったために体を潤すことができず，喉・肺が乾燥するために，激しい咳が出る」人に麦門冬湯は有効と考えられています．麦門冬湯は，麦門冬を中心に半夏・人参・粳米・甘草・大棗という6つの生薬によって構成されています（図1）．麦門冬は咳を鎮め，喉の通りをよくし，乾燥傾向にある気道粘膜を潤す作用があります．半夏は鎮咳去痰作用を有し，人参・粳米・甘草・大棗は，消化管の機能を

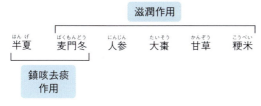

図1◆構成生薬と主な漢方医学的作用（麦門冬湯）

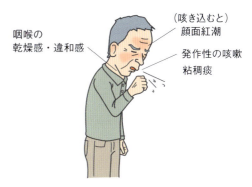

図2◆麦門冬湯の適応

整えながら潤いを与えます．つまり，全体として**潤いを与えることで咳を鎮める**漢方薬であり，**乾燥**が一番のキーワードと言えます．

b) 適応

　胃腸機能の低下がベースにあるため，どちらかと言えば元気がなく，乾性咳嗽，もしくは痰はあっても粘稠な痰が少量あり，喉にも乾燥感や刺激感がある人に用います（図2）．逆に喀痰量が多い場合や水様性の喀痰の場合は，麦門冬湯を投与することで喀痰の量が増加してしまうおそれがあり，適しません．

　身体所見上は，舌・口腔粘膜の乾燥，皮膚の乾燥などが参考になります．また，胃腸機能低下を反映して，心窩部を圧すると腹壁が硬く痛みを生じる人もいます．

2) 麦門冬湯の薬理作用

　一般的に使用されるコデインリン酸塩やデキストロメトルファン（メジコン®）は中枢性鎮咳薬であり，延髄の咳中枢を抑制することで作用します．特にコデインリン酸塩は強力な鎮咳作用を有しますが，μ受容体刺激作用から便秘，悪心，鎮静，眠気，口腔乾燥，尿閉などの副作用も少なくないため使用に際しては注意が必要です．デキストロメトルファンは非麻薬性であり，コデインリン酸塩に比べ副作用は少ないものの，眠気などは5％以上にみられ，ヒスタミン遊離作用があるため注意が必要です．

　これら中枢性鎮咳薬に対して，麦門冬湯は末梢性鎮咳作用が注目されています．さらに麦門冬湯は抗炎症作用，気道滋潤作用，去痰作用をあわせもち，これらが総合的に気道のクリアランスを改善すると考えられます（表）．

3) 処方の実際

　古典に基づく患者像と近年の基礎研究の成果をあわせて麦門冬湯の適応を考えてみます．一番大切なのは**乾燥している感じ**です．**乾いた咳で，痰があってもよく（少なめ），粘稠な痰が乾燥した気道に張り付き喀出し難い場合**に用います．喀痰の量が多い，水様性の喀痰の場合は逆に痰の量を増やすので注意が必要です．筆者は問診の際には，「朝，起きたときに，喉がイガイ

表 ◆ 麦門冬湯の薬理作用

	作用機序
末梢性鎮咳作用	・咳嗽誘発物質を分解する酵素NEP（neutral endopeptidase）の賦活作用[4] ・NO（気道炎症に伴い産生）による咳受容体の感受性亢進を抑制[5] ・気道平滑筋におけるβ受容体賦活作用を介した気管支拡張作用[4]
抗炎症作用	・好中球の活性酸素産生を抑制し抗炎症作用[4] ・グルココルチコイドのtransactivation作用の増強と，転写因子であるNF-κBの抑制によるtransrepression作用[6]
気道滋潤作用	・NOにより障害された気道上皮細胞の水チャネル（アクアポリン5）の機能を回復することで滋潤作用を発現[6]
去痰作用	・粘液産生細胞に対する粘液分泌抑制作用[4] ・肺胞II型細胞に対するサーファクタント分泌促進作用[4] ・繊毛輸送能修復作用[4]

が乾燥していませんか？」「水を飲んで喉を潤したい感じですか？」と聞くようにしています．

どちらかと言えば体力が低下している傾向があると前述しましたが，実臨床上はあまり気にしなくて結構です．ただ，咳嗽は1回あたり2キロカロリー消費すると言われますので，咳嗽が連続すればやはり消耗します．また，子どもから大人まで幅広く使用可能で，昔から妊婦の咳嗽[7]にも使用されています（**ただし甘草を含みますので，妊婦の場合，高血圧や浮腫には注意が必要です**）．漢方薬と言えば苦くて飲みにくい，というイメージがもたれがちですが，麦門冬湯は飲みやすいです．子どもであっても「チョコレートみたい」と言って好んで飲んでくれる子もいます．アドヒアランスを高めるうえで，この飲みやすさは重要なポイントと言えます．

従来の中枢性鎮咳薬と異なり末梢性鎮咳作用を有するため，中枢性鎮咳薬が無効な症例，中枢性鎮咳薬単独では効果が乏しい場合に，変更または併用による治療効果が期待できます（西洋薬との併用に関しては後述）．また，中枢性鎮咳薬で問題となるような副作用を回避することができるため，高齢者などにも応用しやすい鎮咳薬と考えられます．

> **ここがピットフォール**
> 喀痰の量が多い場合や水様性の喀痰の場合は喀痰の量が増えるので適さない！

> **麦門冬湯の処方ポイント**
> ・「気道粘膜の乾燥」のサインを見つける！
> ・「朝起きたときに喉がイガイガする」
> ・「水を飲んで喉を潤したい」

❷ 麦門冬湯を使ってみよう！

麦門冬湯が適応となる疾患を以下に研究報告も含め，あげていきます．

1）感冒後咳嗽（感染後咳嗽）

　1997年に藤森らが風邪症状に続いて生じる長引く咳を風邪症候群後咳嗽と名称し，近年では感染後咳嗽という概念で捉えられています．1998年に藤森らは感冒後咳嗽に対するH_1受容体拮抗薬・非麻薬性中枢性鎮咳薬・麦門冬湯の併用療法の有用性を報告しています[8]．また2011年にIrifuneらは，風邪症候群後に遷延性咳嗽を呈し通常の鎮咳薬治療で改善しなかった20例を対象に，$β_2$刺激薬を基礎治療として麦門冬湯非投与群（n＝11），麦門冬湯（ツムラ9.0 g/日）併用群（n＝9）にランダム割り付けし，2週間の非盲検並行群間比較試験を実施しました（投薬期間2週間）[2]．麦門冬湯併用群では，治療から4〜5日後に非投与群に比べて有意な改善を示し，感冒後咳嗽に対する有効性が示唆されました．また，治療4日目における時間帯別の咳嗽改善度を見ると，「就寝中」の咳嗽で最も高い改善度が見られました．夜間咳嗽は不眠の原因となり，患者さんのQOLを低下させるため，この点からも臨床的に有用と考えられます．

　感染後咳嗽は「呼吸器感染症の後に続く，胸部X線写真で肺炎などの異常所見を示さず，通常，自然に経過する遷延性ないし慢性咳嗽」と定義されています．中枢性鎮咳薬やヒスタミンH_1受容体拮抗薬，抗コリン薬，麦門冬湯などが治療薬としてあげられますが，エビデンスレベルは低いです[3]．西洋薬のエビデンスレベルが低いため，漢方薬をうまく使えれば患者さんにとても有益と言えます．患者さんの身体所見・自覚症状のなかに，乾燥に基づくサインを発見し，適切に麦門冬湯を使用できれば奏効率を上げることができます．就寝中の咳嗽がひどい場合には，朝・夕・眠前の3回投与とするか，もしくは毎食前に眠前服用を追加して1日4回内服（朝・昼・夕・眠前）とすることもあります（ただし，保険の常用量を超えるため症状詳記が必要）．気道の炎症が遷延している場合には，麦門冬湯単独では効果が不十分な場合があり，抗炎症作用をもつ柴胡剤との併用が有効です（後述の❸を参照）．乾燥所見に乏しく，痰が水様でサラサラしている場合には小青竜湯，粘稠性の喀痰で喉が詰まったように感じる場合は半夏厚朴湯が選択肢となります．

> **処方例** 麦門冬湯（29）1回3 g，1日3回（毎食前）

2）気管支喘息（咳喘息）

　2003年に渡邊らが咳感受性の亢進している気管支喘息患者に対する麦門冬湯の有効性について次のように報告しています[9]．咳感受性が亢進している喘息患者21名に，麦門冬湯9.0 g/日を2カ月間投与したところ，投与前後で有意に咳閾値が改善（76％）され，喘息患者に伴う咳過敏症に有効である可能性を示唆されました[8]．特に喘息発症早期，気道炎症の強い症例（喀痰中の好酸球が2％以上の症例）ほど改善効果は有意に高いとの結果が得られています．

　気管支喘息は「気道の慢性炎症，それに基づく気道過敏性亢進と可逆性のある気道閉塞を呈し，臨床上は反復する喘鳴や息切れ，咳嗽，呼吸困難で特徴付けられる閉塞性呼吸器疾患」と定義されています．「慢性気道炎症」の存在がその病態の中心であり，吸入ステロイド薬をはじめとした標準治療ガイドラインが示されています．

　咳喘息についても，治療方針は基本的に気管支喘息と同様で吸入ステロイド薬が第一選択薬

となります．したがって麦門冬湯は，標準治療薬で効果不足の場合にアドオンするか，副作用等の問題で標準治療薬が使用困難な場合に補助的に使用することになります．

短期間の追加使用（1〜2週間程度）から開始して，有効であればしばらく継続します．「あれ飲んだらよかったわ」「すぐ咳が落ち着きました」「またください」などと患者さんから希望されることも多いです．「咳が出たら麦門冬湯を内服していいですか？」と頓用使用を求めてくる患者さんも少なくないため，1日3回までで頓用使用してもらうこともあります．

> **処方例** 麦門冬湯（29）1回3g，1日3回（毎食前）

3) 慢性閉塞性肺疾患

2011年にMukaidaらが慢性閉塞性肺疾患（COPD：chronic obstructive pulmonary disease）患者の咳嗽に対する麦門冬湯の効果について報告しています[1]．慢性的な咳嗽を有するCOPD患者24例をA群〔n＝13，麦門冬湯（ツムラ）を0〜8週に投与，8〜16週に非投与〕とB群（n＝11，麦門冬湯を0〜8週に非投与，8〜16週に投与）に無作為化して検討したところ，VAS（visual analogue scale）による咳重症度は，A群では麦門冬湯投与前（0週）に比べ投与後（8週）に有意に改善し（$p＝0.004$），B群でも統計学的有意差は認めませんでしたが投与前後で低下しました．麦門冬湯投与8週後にアルカリフォスファターゼ値のわずかな上昇を2例で認めましたが，そのほかに有害事象は認めませんでした．

COPD患者（70歳男性）の咳嗽・口腔内乾燥症状に麦門冬湯が有効だった自験例を紹介します．

> **症例**
>
> 70歳男性．COPDを基礎疾患とし，2年前に上咽頭癌に対する放射線治療を行ったが，その後から口腔乾燥感があった．
> 4週間前から特に誘引なく咳嗽が出現し，近医でクラリスロマイシン（クラリス®），チペピジンヒベンズ酸塩（アスベリン®）などを処方されたが無効だったため，漢方治療を希望し当科を受診された．
> 乾いた咳が出だすと止まらず，時々少量の粘稠痰があり切れにくく，口腔内乾燥感あり．バイタルサインは安定しており，胸部聴診上もラ音は聴取されず．皮膚は乾燥傾向で，舌には乾燥した薄白苔あり．
> 痙攣性の咳嗽，粘稠痰，舌・口腔の乾燥などを目標に，麦門冬湯エキス顆粒1回3g，1日3回を2週間処方したところ，数日で口腔内乾燥感が軽減し，痰が切れやすくなった．やがて咳・痰ともにほぼ消失し有効と判断し，その後も患者希望にて処方を継続．

抗菌薬・中枢性鎮咳薬が無効なCOPD患者の遷延性咳嗽で，麦門冬湯が有効だった症例でした．咽頭癌放射線治療後に出現した口腔乾燥症状も改善し，患者さんに喜ばれました．

> **処方例** 麦門冬湯（29）1回3g，1日3回（毎食前）

4) シェーグレン症候群

　　麦門冬湯の潤す作用から口腔内乾燥症にも応用されます．2004年に西澤らは二次性シェーグレン症候群に対する麦門冬湯とブロムヘキシン（ビソルボン®）の有効性に関して無作為化試験を報告しています[10]．二次性シェーグレン症候群患者847名を麦門冬湯群（n = 424）とブロムヘキシン群（n = 423）に割り付け，1年間の治療を行い群間比較したところ，唾液分泌量は両群で増加しましたが麦門冬湯群において有意に増加量が高い結果でした．また，涙液分泌量は麦門冬湯群のみで有意に増加し，乾燥症状，レイノー症状，関節痛，咳嗽・喀痰量，四肢皮膚温度低下は麦門冬湯群でのみ改善する結果でした．

　　前述3）のCOPD患者の自験例でも口腔乾燥症の改善が得られており，シェーグレン症候群をはじめとする口腔乾燥症に対する有用性が期待できると考えます．

> **処方例** 麦門冬湯（29）1回3g，1日3回（毎食前）

❸ 麦門冬湯をもっと効かせる！

1）柴胡剤との併用

　❷-1）で麦門冬湯と柴胡剤の併用に言及した通り，感染後咳嗽などで炎症が遷延している場合には，麦門冬湯単独では効果が乏しい場合があります．そこで，抗炎症作用を有する柴胡剤との併用により麦門冬湯をもっと効かせることができます．

　麦門冬湯と併用しやすい柴胡剤として**柴胡桂枝湯**があります．柴胡桂枝湯は比較的幅広く，体力中等度からやや華奢な人まで使用できます．腹部を触ったときに季肋部や心窩部が硬く張っているような場合に特に適します．さらに弱っている人，咳嗽が長引いている高齢者や，若年者でも怠い・食欲がない・食後眠いなど，元気がない場合には，**補中益気湯**（第2章-4を参照）がオススメです．補中益気湯も柴胡を含むため一種の柴胡剤と言えます．特に慢性咳嗽の場合には体力を消耗しているため，筆者は麦門冬湯に補中益気湯を併用することが多いです．その他，細かい柴胡剤の使い分けについては成書[11]をご参照ください．

> **処方例** 麦門冬湯（29）1回3g，1日3回（毎食前）＋
> 　　　　　柴胡桂枝湯（10）1回2.5g，1日3回（毎食前）
> 　　　　　または，
> 　　　　　麦門冬湯（29）1回3g，1日3回（毎食前）＋
> 　　　　　補中益気湯（41）1回2.5g，1日3回（毎食前）

2）六味丸・八味地黄丸との併用

　　COPDや気管支喘息などの呼吸器疾患を有する高齢者で，咳が長引き乾燥傾向にある人には，六味丸の併用が有用な場合があります．六味丸は乾燥傾向の高齢者に適した漢方薬ですので，

麦門冬湯の滋潤効果を強化するイメージです．さらに乾燥傾向に加え，冷え症状もある場合には八味地黄丸を使います．

> **処方例** 麦門冬湯（29）1回3g，1日3回（毎食前）＋
> 六味丸（87）1回2.5g，1日3回（毎食前）
> または，
> 麦門冬湯（29）1回3g，1日3回（毎食前）＋
> 八味地黄丸（7）1回2.5g，1日3回（毎食前）

ギモンへの回答

Q 1-1. どのようなタイプの咳に有効ですか？

Answer 「乾いた咳」です．粘稠痰，気道の乾燥感，喉のイガイガ感も参考になります．「朝，起きたときに，喉がイガイガ乾燥して，潤したくなる感じはしませんか？」という質問が有用です．

Q 1-2. 麦門冬湯が適さない咳はありますか？

Answer 麦門冬湯は「乾燥」がキーワードなので，水っぽくサラサラした痰を伴う場合には適しません．小青竜湯や半夏厚朴湯などが選択肢となります．

Q 2. 西洋薬の鎮咳薬と併用してもよいですか？

Answer 一般的に使用される鎮咳薬は中枢性鎮咳薬ですが，難治性の咳嗽に中枢性鎮咳薬と末梢性鎮咳薬としての麦門冬湯を併用することは理に適っていると考えます．1998年に藤森らは，かぜ症候群後に3週間以上持続する遷延性咳嗽患者18例を対象に，H_1受容体拮抗薬のオキサトミド，臭化水素酸デキストロメトルファン，麦門冬湯の3剤併用療法の有用性を報告しています[8]．治療から1週間後の咳嗽消失率は9/18（50％）で，1週間後の咳点数は有意に低下．副作用としては2例で軽度の眠気を認めましたが，重篤な副作用は認められませんでした．また，藤森らは，かぜ症候群後慢性咳嗽患者を対象とした別の比較試験で，臭化水素酸デキストロメトルファン単独群（n＝9）の咳嗽消失率を0％，臭化水素酸デキストロメトルファン・オキサトミド（セルテクト®，n＝11）2併用群の咳嗽消失率を18％と報告しています[12]．異なる試験であり直接比較は困難ですが，感冒後咳嗽に対して麦門冬湯を含む3剤併用療法は，中枢性鎮咳薬とH_1受容体拮抗薬の併用治療に勝る可能性があります．感冒後咳嗽のみならず難治性の乾性咳嗽であれば，併用を検討してよいと考えられます．筆者は「乾燥」のサインがあれば中枢性鎮咳薬よりも麦門冬湯を優先使用しています．

Q3. 感冒後咳嗽以外に使うことはありますか？

Answer 感冒後咳嗽以外に,「❷麦門冬湯を使ってみよう！」で紹介した,気管支喘息,咳喘息,慢性閉塞性肺疾患,シェーグレン症候群,口腔乾燥症への応用が可能です.また,気管支炎や肺炎などの抗菌薬治療後に,湿性咳嗽から切れにくい粘稠痰を伴う乾燥傾向の咳嗽に変化した場合などにも有用です.マイコプラズマ肺炎の咳嗽や肺癌術後の遷延性咳嗽に対する研究報告もあります.乾性咳嗽であれば広く応用できる漢方薬ですから,間質性肺炎や非結核性抗酸菌症,気管支拡張症などにも使用しています.

❹ 麦門冬湯のまとめ

▶ この漢方を一言で

「乾燥を潤して咳を鎮める漢方薬」

▶ 主な適応

- 感冒後咳嗽
- 気管支喘息
- 咳喘息
- 慢性閉塞性肺疾患
- シェーグレン症候群
- 口腔乾燥症
- 乾性咳嗽を伴う呼吸器疾患　　など

◆ 文　献

1) Mukaida K, et al：A pilot study of the multiherb Kampo medicine bakumondoto for cough in patients with chronic obstructive pulmonary disease. Phytomedicine, 18：625-629, 2011
2) Irifune K, et al：Antitussive effect of bakumondoto a fixed kampo medicine (six herbal components) for treatment of post-infectious prolonged cough: controlled clinical pilot study with 19 patients. Phytomedicine, 18：630-633, 2011
3) 「咳嗽に関するガイドライン 第2版」（日本呼吸器学会 咳嗽に関するガイドライン第2版作成委員会/編）,日本呼吸器学会, pp53-54, 2012
4) 宮田 健, 他：鎮咳・去痰の漢方治療の分子薬理学. 漢方と最新治療, 6：223, 1997
5) Kamei J, et al：Antitussive effect of Bakumondoto (Mai-men-dong-tang) in guinea-pigs exposed to cigarette smoke. J Trad Med, 22：44-48, 2005
6) 磯濱洋一郎：気道上皮細胞に対する麦門冬湯の薬理学的特性. 漢方と免疫・アレルギー, 21：54-72, 2007
7) 妊娠咳.「漢方診療三十年」（大塚敬節）, p267, 創元社, 1959
8) 藤森勝也, 他：かぜ症候群後咳嗽に対する麦門冬湯, オキサトミド, デキストロメトルファンの併用療法 – 予備的検討 –. 日呼吸会誌, 36：338-342, 1998
9) 渡邉直人, 他：咳感受性の亢進している気管支喘息患者に対する麦門冬湯の効果の検討. アレルギー, 52：485-491, 2003

10)西澤芳男,他:漢方薬による慢性難治性疾患の鎮痛効果:麦門冬湯とブロムヘキシンの二次性シェグレン症候群に対する鎮痛効果,無作為比較検討試験.痛みと漢方,14:10-17,2004
11)「はじめての漢方診療 十五話［DVD付］」(三潴忠道/著),医学書院,2005
12)藤森勝也,他:かぜ症候群後慢性咳嗽に対するヒスタミン(H_1)受容体拮抗薬,オキサトミドの効果.アレルギー,47:48-53,1998

溝口孝輔　Kosuke Mizoguchi　**Profile**
所属:飯塚病院東洋医学センター 漢方診療科
専門:漢方専門医,呼吸器専門医,内科認定医,がん治療認定医,博士(医学)
漢方の奥深さに圧倒されています.

第2章　よく使われる漢方薬 〜意外とこんな症状にも使えます〜

3 半夏厚朴湯

福田知顕

総合診療医のギモン

Q1. 咳嗽に対する麦門冬湯と半夏厚朴湯の使い分けを教えてください．
Q2. 咽喉頭異常感症の症例で避けた方がよい場合はありますか？

漢方医学的ヒント　咽喉部の違和感　　神経過敏　　訴えが具体的　　より虚証に香蘇散

はじめに

1）半夏厚朴湯とは

半夏厚朴湯は**咽喉部の違和感**に用いられることの多い漢方薬です．漢方医学では，半夏厚朴湯が適応となる咽喉部の違和感のことを**咽中炙臠**（いんちゅうしゃれん）または**梅核気**（ばいかくき）と呼びます．炙臠とは「炙（あぶ）った肉」，梅核とは「梅の種」のことで，これらがのどにひっかかった感じがするという場合に頻用されるのが半夏厚朴湯です．

2）半夏厚朴湯の構成生薬

半夏厚朴湯に含まれる半夏・厚朴・蘇葉・生姜などの生薬には，気分や自律神経を安定させる**理気作用**とともに，気道分泌などを抑制する**化湿作用**があるとされます．また茯苓にも利水作用や精神安定作用があるので「体内の過剰な水分を処理しながら，気を落ち着かせ」るのが半夏厚朴湯ということもできます（図1, 表1）．

1 半夏厚朴湯の解説

1）咽喉部の違和感に

初学者はまず，咽喉頭異常感症など「いつも何かがのどにひっかかっているようだ」という**咽喉部の違和感**に半夏厚朴湯を処方してみましょう．また，咽喉部の違和感によって発生する咳嗽にも半夏厚朴湯は適しています．さらに，心理的な要因がこれらの症状に関与していれば，半夏厚朴湯が適応する可能性はさらに高いでしょう．症状とストレスの関係などに注意しながら問診を行ってください．

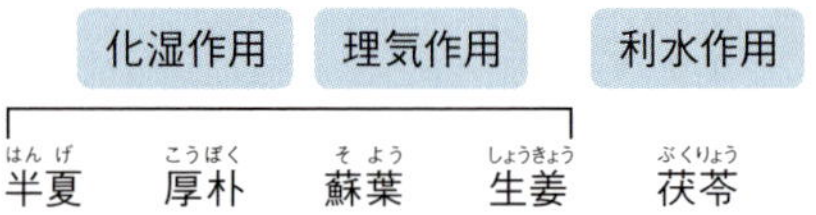

```
          化湿作用   理気作用   利水作用
          ┌──┬──┐   ┌──┬──┐      │
          半夏 厚朴  蘇葉 生姜    茯苓
```

図1 ◆ 構成生薬と主な漢方医学的作用(半夏厚朴湯)

表1 ◆ 構成生薬から見た半夏厚朴湯と麦門冬湯の違い

半夏厚朴湯				
生薬	分量(g)	水に対する効果	呼吸器に対する効果	気に対する効果
半夏	6.0	化湿	化痰・止咳	理気
厚朴	3.0	化湿	平喘	理気
蘇葉	2.0	化湿	化痰	理気
生姜	1.0	化湿	化痰	理気
茯苓	5.0	利水		安神

麦門冬湯				
生薬	分量(g)	水に対する効果	呼吸器に対する効果	気に対する効果
半夏	5.0	化湿	化痰・止咳	理気
麦門冬	10.0	潤燥	化痰・止咳	補気健脾
人参	2.0	潤燥		補気健脾
大棗	3.0	潤燥		補気健脾
粳米	5.0	潤燥		補気健脾
甘草	2.0	潤燥		補気健脾

● 水に対する効果
○ 化湿:消化管の湿の除去,気道分泌抑制作用など
○ 利水:消化管や組織の余剰水分を尿へ導く作用
○ 潤燥:乾燥を潤す作用
● 呼吸器に対する効果
○ 化痰:喀痰排出促進,気道分泌調整作用など
○ 止咳:鎮咳作用
○ 平喘:呼吸困難改善作用

● 気に対する効果
○ 理気:精神や自律神経の乱れを整える作用
○ 安神:精神安定作用
○ 補気健脾:消化を助け気力を増す作用

(文献1を参考に作成)

2) 半夏厚朴湯の患者イメージ

　半夏厚朴湯の適応となる患者像としては,ストレス世代で,表情や態度に不安,または緊張を感じ,神経質な印象があります.問診票などが几帳面な字で詳細に書いてあれば,まず半夏厚朴湯が連想されます.メモを持参していることが多く**メモの証**とも呼ばれます.診察室では多弁で,延々と症状を訴え続けることも稀ではありません.このとき,距離を縮めるために,自分の椅子を前へ寄せることがあります(図2).

　また**予期不安**も半夏厚朴湯を考慮する重要なキーワードで患者さんに「取り越し苦労性ですか?」と質問すると「家族からはそう言われます」などと答えます.しかし,身体症状に対する心理的影響はあまり認めたがりません.

　その他,浮動性のめまい,肩こり,頭重,食欲不振,嘔気,腹部膨満感,不眠なども頻度の高い訴えです.多愁訴で,**加味逍遙散**との鑑別を要する場合も多いのですが,加味逍遙散の他罰的な性格傾向は,半夏厚朴湯の神経質な感じとニュアンスが少し異なります.また,のぼせや頭痛など上半身の症状やイライラなどの精神症状が,月経周期や月経異常と関連して現れるのも加味逍遙散の特徴です.

　一方,咽中炙臠に加味逍遙散が著効することも多いので,半夏厚朴湯でうまくいかないときは,患者さんの全体像を見直したうえで,加味逍遙散へ変更するのも1つの手です.

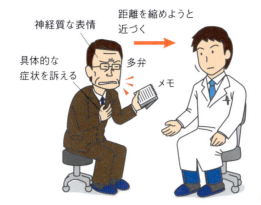

図2 ◆ メモの証

> **半夏厚朴湯の処方ポイント**
> ① いつも何かがのどにひっかかっている（咽中炙臠）
> ② 咽喉頭異常感症
> ③ 咽喉部の違和感による慢性的な咳嗽
> ④ 用意周到（メモの証），取り越し苦労
> ⑤ 具体的な症状を（時に多弁に）訴える

❷ 半夏厚朴湯を使ってみよう！

1）咽喉頭異常感症

　咽喉頭異常感症は「咽喉頭異常感の訴えがあるにもかかわらず，通常の耳鼻咽喉科的診察で訴えに見合うだけの異常所見を局所に認めないもの」が**真性**，「原因となる疾患を後に明確にできたもの」が**症候性**と定義され，一般的にはこの両者を咽喉頭異常感症として取り扱います．症候性咽喉頭異常感症の原因疾患は局所的，全身的，精神的の3つに分類され（表2），内藤は局所的な原因が全体の80％を占めると述べています[2]．よって，漢方薬を本症に対して処方する際には，原因疾患，特に咽喉頭や頸部の悪性腫瘍が事前に精査されていることが重要です．

　また，症候性咽喉頭異常感症の原因として，最近では胃食道逆流症が増加しており，宇野らは喉頭専門外来を受診した例のうち耳鼻咽喉ビデオスコープなどで咽喉頭異常感の原因となる病変を認めなかった26例の検討で，胃食道逆流の関与が23例に疑われ，11例でプロトンポンプ阻害薬（PPI）が奏効したと報告しています[3]．

　さて，咽喉頭異常感症で最初に考慮する漢方薬はやはり半夏厚朴湯です．前述のように，咽喉頭部の悪性腫瘍などが検査で否定されていることを確認したうえで処方してみましょう．トラブルが少ない漢方薬なので，はじめのうちは「咽喉頭部の症状があればまず処方してみる」という方法でもよいと思います．加えて「ストレス状況下で増悪する」という訴えがあれば，半夏厚朴湯が効果を上げる可能性はさらに高まります．竹田は，咽喉頭異常感を訴える患者13

表2 ◆ 症候性咽喉頭異常感症の原因

① 局所的要因		
	A. 慢性炎症・外傷	慢性副鼻腔炎,慢性咽頭炎,慢性扁桃炎,気管内挿管
	B. 甲状腺疾患	橋本病,Basedow病,単純性甲状腺腫,甲状腺がん
	C. 腫瘍	喉頭蓋嚢胞,喉頭肉芽腫,喉頭がん,下咽頭がん
	D. 形態異常	茎状突起過長症,頸椎異常(Forestier病),舌根扁桃肥大,振子様扁桃,喉頭斜位
	E. 食道疾患	胃食道逆流症,食道憩室,食道異物,食道がん
	F. アレルギー	喉頭アレルギー
② 全身的要因		
		低色素性貧血(Plummer-Vinson症候群),糖尿病,内分泌異常,心肥大,大動脈瘤,重症筋無力症,自律神経失調,更年期障害,薬剤の副作用
③ 精神的要因		
	A. 神経症	心気症,不安神経症,ヒステリー,強迫神経症
	B. 精神病	統合失調症,仮面うつ病
	C. 心身症	心身症

(文献2より引用)

例に半夏厚朴湯を投与したところ,咽喉頭異常感および自己評価抑うつ尺度(SDS)を指標としたうつ状態に有意な改善を認めたと報告しています[4]。

症例1

57歳女性.主訴は咽頭違和感.

【X−3年3月】子どものことを非常に心配していた時期に,ゲップが出そうで出ず一晩中眠れない日があり,これを機にのどの奥に違和感が生じた.かかりつけの内科で逆流性食道炎と診断され,ジメチコン(ガスコン®)錠1回40 mg,1日3回(毎食後),ラベプラゾールナトリウム(パリエット®)錠1回10 mg,1日1回(朝食後),六君子湯エキス1回2.5 g,1日3回(毎食前)などを処方されたが,咽喉頭の違和感は改善しなかった.

【X−1年12月】には耳鼻科を受診し,内視鏡検査などを施行された.咽喉部の炎症所見から,逆流性食道炎による症候性咽喉頭異常感症と診断され,現在の内科的治療を継続するよう言われた.

【X年2月】その後も症状に改善がないため,当院漢方外来を受診した.

咽喉頭の違和感が出現したのがストレスを抱えていた時期であること,診察時の不安の強い様子などから半夏厚朴湯エキス1回4 g,1日2回(朝夕食前)を処方した.

【1週間後】「のどの違和感が軽い気がする」と,咽喉頭違和感の改善を認めた.

【3週間後】「のどの違和感はあまり変わらないが精神的に楽になり,体調がよい気がする」と明るい顔で話した.

【7週間後】初診時と比較して咽喉部の違和感はNRS(numerical rating scale)※で10→6へ減少した.以降,経過良好で現在も治療継続中である.

※NRS:痛みを0から10の11段階に分け,痛みが全くないのを0,考えられる最悪の痛みを10として痛みの点数を質問する.痛みに限らず,かゆみなど他の症状の主観的改善度評価にも応用される.

2）咳嗽

前述の**はじめに 2**）で述べたように，半夏厚朴湯には気道分泌を抑制する作用があります．よって，湿性咳嗽に特によい適応があると考えられます．まずはのどに痰が絡んで咳が出るという場合に，去痰薬として使用してみましょう．一方，痰がなく，咽喉に乾燥感のある乾性咳嗽に使用すると，逆に症状を悪化させるので要注意です．このような乾性咳嗽には，気道を潤す生薬を多く含む**麦門冬湯**が適応になります（表1，第2章-2を参照）．さらに，気分や自律神経を安定させる理気作用に期待し，心身医学的配慮が必要な気管支喘息，咳喘息，心因性咳嗽などにも応用できます．また，後述の胃食道逆流による遷延性・慢性咳嗽にもよい適応があります．

症例2

49歳男性．主訴は長引く咳嗽．

【X－5年頃から】冬場（9月〜3月）になると咳がひどくなる．特に，勤務中に声を出さなければならないような状況（会話，歌など）で咳が止まらなくなる．自宅ではあまり症状はない．黄色痰を少量伴うことがときどきある．

【X年10月】前述主訴にて当院呼吸器科を受診し，チペピジンヒベンズ酸塩（アスベリン®）1回20 mg，1日3回（毎食後），モンテルカストナトリウム（シングレア®）1回10 mg，1日1回（朝食後）を処方された．

血液・生化学検査は正常で，胸部単純X線写真・胸部単純CTに異常なく，肺機能検査も％VC 126.8，$FEV_{1.0}$％ 83.88と正常であった．

「西洋薬はあまり服用したくない」ということで，同月，漢方外来を紹介された．

勤務時間以外は咳が少ないとの訴えから，症状にストレスが関与しているものと考え，半夏厚朴湯エキス1回2 g，1日2回（朝夕食前）を処方した．

【2週間後】気のせいかもしれないが咳が少し治まった．

【6週間後】以前より咳が少なくなり，会話くらいでは症状が出なくなった．

【10週間後】咳が出なくなって調子がよい．

【4カ月後】咳はほとんど出ない．

【1年後】3週間後に試験を控え，疲れているせいか咳が出る．半夏厚朴湯エキスを1回4 g，1日2回へ増量した．

【1年5カ月後】咳は全く気にならない．患者の希望により終診とした．

3）逆流性食道炎

逆流性食道炎に対しては，**茯苓飲**と合わせた**茯苓飲合半夏厚朴湯**が処方されることが多いようです．茯苓飲の構成生薬は六君子湯と似ているのですが，六君子湯の気力を補う作用をやや弱め，胃もたれへの作用をより強めたのが茯苓飲という見方もできます．また茯苓飲には甘草が入っていないので，偽性アルドステロン症の副作用が心配な患者さんにも安心して使用できる処方です．この茯苓飲に半夏厚朴湯を合わせると，上部消化管の機能促進作用がさらに増強

すると考えられます．中江らは，2009年11月から2013年8月までの間，逆流症状，胸やけ，誤嚥性肺炎あるいは摂食時の通過障害を訴えた食道がん術後6例と胃がん術後15例について次のように報告しています．胸やけなど逆流症状が比較的軽い症例には【茯苓飲＋補中益気湯】を，摂食時のつかえ感・強い逆流症状・誤嚥性肺炎発症・むせるなどの症状を訴える症例には【茯苓飲合半夏厚朴湯＋補中益気湯】を使用した結果，28日間以内に全例の症状が改善しました[5]．関連する研究として，加藤らが，通常の西洋医学的療法で胃食道逆流症に伴う咳嗽・痰・咽喉頭部違和感・軽度呼吸困難などの呼吸器症状が改善しない19名のランダム化比較試験で，半夏厚朴湯投与群は投与1カ月後に有意に呼吸器症状が改善し，この効果は投与6カ月後まで継続し，さらに半夏厚朴湯中止後も6カ月間改善効果が継続したと報告しています[6]．

症例3

77歳女性．主訴は食後の心窩部から胸部にかけての疼痛．

【X−1年6月頃】食事して15分後くらいに胃酸がのどまで上がってきて咳き込み，同時に心窩部から胸部にかけて痛むようになった．特に草むしりなどで上体を下へ傾けると症状が悪化する．また，外食など味の濃い食事で痛みが増悪する．

胃カメラでは高度の滑脱型食道裂孔ヘルニアと逆流性食道炎（Grade A）を認めた．

【X年7月】漢方治療を希望して当院当科を受診した．その他の症状は，腹が空気で張る，ガスが多いなどであった．

漢方医学的所見において，舌診では中等度の白苔，腹診では心下痞鞕（Advanced Columnを参照）と中脘の圧痛を認めた．茯苓飲エキス1回2g，1日3回（毎食前）と半夏厚朴湯エキス1回2g，1日3回（毎食前）の併用※とした．

【2週間後】食後の心窩部痛はなくなった．胃液の逆流もなく，控えていた外食も家族と行くことができた．

【6週間後】食べ過ぎると痛むが，それ以外では起こらない．

以降，経過良好で現在も治療継続中である．

※本症例では茯苓飲と半夏厚朴湯を併用していますが，2つの漢方薬が一緒になった茯苓飲合半夏厚朴湯というエキス剤もあります．

処方例 ① 半夏厚朴湯（16）1回2.5g ＋ 茯苓飲（69）1回2.5g，
1日3回（毎食前）14日分　または，
② 茯苓飲合半夏厚朴湯（116）1回2.5g，1日3回（毎食前）14日分

4）機能性ディスペプシア

一般的に機能性ディスペプシア（functional dyspepsia：FD）に対しては六君子湯が頻用されますが，ガスによる上腹部膨満感やストレスが関与しているような症例では，半夏厚朴湯も重要な選択肢となります．及川らはFD患者19名の検討で，胃排出能は半夏厚朴湯服用により増加し，このうち「咽中炙臠を有する」症例では「咽中炙臠のない」症例に比べて胃排出能の

有意な増加と消化器症状の有意な改善が認められ,「腹満」を有する症例においては「腹満」を認めない症例に比較して腹部単純X線写真から算出したgas volume score（GVS）の減少が顕著であったと報告しています．そして，厚朴など抗不安効果をもつ生薬を含む半夏厚朴湯が自律神経機能を改善させ，不安やストレスの緩和に働くことで消化管運動や消化器症状のさらなる改善に寄与していると考察しています[7]．

5）誤嚥性肺炎の予防

高齢者はもともとドパミン作動性神経機能が低下しており，さらに脳血管障害などが加わるとますますドパミン機能が低下します．これにより迷走神経知覚枝頸部神経節からのサブスタンスPの分泌が減少し，嚥下反射・咳反射が減弱して誤嚥性肺炎を生じやすくなります[8]．岩崎らは脳血管障害，アルツハイマー病，パーキンソン病の高齢者104名のランダム化比較試験において，半夏厚朴湯投与群は肺炎の発症率が有意に低下し，肺炎による死亡率はプラセボに比べて低い傾向が認められたと報告しています[9]．

6）本項を通じて

以上の適応病態を通じてみると，半夏厚朴湯は自律神経機能の改善などを通じ，咽喉頭の嚥下や消化管の蠕動に関与する，横紋筋・平滑筋の運動機能全体を改善しているものと推測されます．特に「咽喉部の筋」に対する半夏厚朴湯の効果について，印象に残る症例があったのでご紹介します．

症例4

71歳男性．主訴は咽喉部違和感に続く発作的な呼吸困難．

【X－14年頃から】のどがモヤモヤして咳をすると咽喉部がヒクヒクして痙攣したようになり，むせて息ができなくなることが最低でも週1回発作的に起こるようになった．複数の耳鼻科を受診したが咽喉部に異常はないと説明された．

既往歴として20〜40歳代に胃・十二指腸潰瘍を数回くり返していた．

退職して以降は消化器症状が消失したので胃カメラは一度も受けていなかった．

その他の症状としては，鼻汁がのどにおりる，お腹がすぐに張って食べられない，肩甲骨上が凝る，などがあった．

漢方医学的所見において，舌診では薄い白苔，腹診では腹満と小腹不仁（しょうふくふじん）を認めた．

典型的な半夏厚朴湯証と考え，半夏厚朴湯エキス1回2g，1日3回（毎食前）を処方した．

【2週間後】この間は1度も発作がなかった．

【6週間後】ときどきのどがモヤモヤするが，咽喉部のヒクヒクは起こらず，呼吸困難には至らないところまで状態は改善した．

【7カ月後】2週間に1度くらいのどがモヤモヤするが，パニックに至ることはなかった．

【1年後】体調はよく，のどがモヤモヤしても呼吸困難になることは全くなくなった．

【4年後】のどの調子は落ち着いている．

以降，経過良好で現在も治療継続中である．

❸ 半夏厚朴湯をもっと効かせる！

1）咽喉頭部の症状（咽中炙臠）にとらわれない

花輪壽彦の『漢方診療のレッスン』[10]（以下『レッスン』）には「"咽中炙臠"という言葉を漠然と理解してはいけない．"薬を服むと咽にひっかかる感じ""切羽詰まると咽が苦しくなる．息ができなくなる""胃カメラは絶対イヤ"などと具体的に表現する」とあり，さらに「"咽中炙臠"とは"過敏な部分"の総称と理解するとよい」と，半夏厚朴湯の適応する患者像が見事に表現されています．つまり，**ストレスによって「その人の過敏な部分」に症状が現れるのが半夏厚朴湯の適応**ということができます．よって，痰がひっかかる，のどが詰まるなどの"咽中炙臠"がなくても，呼吸困難などの喘息様症状，胸痛などの狭心症様症状，そして動悸や頻尿などでも，心理的な要因が関与している場合には半夏厚朴湯が適している場合が多々あります．

本稿では，精神科・心療内科的な病態を通じて，漢方医学に馴染みのない先生方にも半夏厚朴湯が適応する患者さん（半夏厚朴湯証）がイメージできるよう工夫してみました．

2）精神科・心療内科的な病態に漢方薬を使用する際の注意

本論に入る前に，精神科・心療内科的な病態に漢方薬を使用する際，筆者が気をつけていることをご紹介します．向精神薬・抗不安薬などの副作用や依存性をおそれる患者さんが，漢方専門科を受診されるのはよくあることです．「精神科・心療内科にかかる前に漢方を受診してみました」という場合には，一見軽症のようであっても「難しいと感じたらすぐに紹介状を書くので，そのときは必ず『心の専門家』を受診してください」と約束して治療を開始します．他方，すでに治療中の方が「現代医薬を中止して漢方薬におき換えたい」と希望されることもあります．その場合には「そちらの薬を中断せず，現在の主治医の指示に従ってください．精神科・心療内科の治療を，漢方でサポートすることならできます」と，あまりがっかりさせないよう気をつけながら答えるようにしています．

3）身体症状症（身体表現性障害），不安障害，心身症への応用

『レッスン』には，半夏厚朴湯の適応する心理傾向について「心理的葛藤を身体表現にして開放する．精神的に息詰まると，"弱い"ところ・"敏感"なところに不快な症状として具体的に現れる．すなわち愁訴が"安全弁"になっている場合がある．この意味で"末梢性気鬱"と呼んでもよいかと思う」とあり，気の異常によって末梢の症状を示すのが「気滞」，全身的な症状を示すのが「気鬱・気虚」と図示されています．これをさらに理解しやすくリライトしてみたのが図3です．

さて，以上の半夏厚朴湯の病態と相似する現代医学的病態には，身体症状症（身体表現性障害）や心身症があります．それぞれの診断基準や定義（表3），そして心身症としての病態を呈する代表的疾患（表4）と併せて見ても，半夏厚朴湯の適応病態は，身体症状症・心身症の両方に共通点が多いようです．

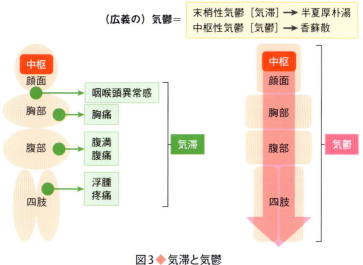

図3 ◆ 気滞と気鬱
（文献10を参考に作成）

　また『レッスン』では，半夏厚朴湯の適応傾向として「神経過敏」「取り越し苦労」や"用意周到"な神経質症」「几帳面」「予期不安」「筋肉の緊張」「硬さ（顔の表情）」などがあがっており，これは全般性不安障害の診断基準による患者傾向とほぼ一致します（表3）．

　以上より，精神科・心療内科で身体症状症（身体表現性障害），心身症，そして不安障害と診断されている患者さんが漢方外来を受診した際，筆者が最初に考慮するのは半夏厚朴湯です．また，パニック障害でも，安定期以降に再発防止を目的として半夏厚朴湯を使用することがあります．これらの病態に対して半夏厚朴湯を投与する際には，寺澤の気鬱スコア[14]が大いに参考になるでしょう（表5）．

症例5

32歳女性．主訴はパニック障害．
【14歳頃から】神経性食思不振症，社会不安障害などの診断で精神科に通院していた．
【X−5年頃から】突然の動悸，体熱感，めまい（回転性，浮動性）などが発作的に起こるようになり，パニック障害と診断された．現在，アルプラゾラム（ソラナックス®）1回0.4 mg，1日3回（毎食後），ミルタザピン（リフレックス®）1回15 mg，1日1回（寝る前）で症状コントロールは良好である．
【X年8月】X−1年に結婚し，「妊娠を希望しているが，抗不安薬・抗うつ薬を服用中なので不安である」と話し，現在の治療薬を漢方薬へ変更したいと希望し，当院当科を受診した．
　その他の症状は，便秘と下痢をくり返す，気分が憂うつになる，イライラする，みぞおちが痞える，嘔気がしやすい，首・肩が凝る，顔がほてるなどであった．
　現在の精神科受診を決して中断しないよう説明し，半夏厚朴湯エキス1回2 g，1日2回（朝夕食前）を処方した．

表3 ◆ 身体症状症，心身症，不安障害の診断基準と定義

身体症状症の診断基準（DSM-5）	A．1つまたはそれ以上の，苦痛を伴う，または，日常生活に意味のある混乱を引き起こす身体症状 B．身体症状またはそれに伴う健康への懸念に関連した過度な思考，感情，または行動で，以下のうち少なくとも1つによって顕在化する 　1．自分の症状の深刻さについての不釣り合いかつ持続する思考 　2．健康または症状についての持続する強い不安 　3．これらの症状または健康への懸念に費やされる過度の時間と労力 C．身体症状はどれ1つとして持続的に存在していないかもしれないが，症状のある状態は持続している（典型的には6カ月以上） ●該当すれば特定せよ 　疼痛が主症状のもの（従来の疼痛性障害）：この特定用語は身体症状が主に痛みである人についてである ●該当すれば特定せよ 　持続性：持続的な経過が，重篤な症状，著しい機能障害，および長期にわたる持続期間（6カ月以上）によって特徴づけられる ●現在の重症度を特定せよ 　軽　度：基準Bのうち1つのみを満たす 　中等度：基準Bのうち2つ以上を満たす 　重　度：基準Bのうち2つ以上を満たし，かつ複数の身体愁訴（または1つの非常に重度の身体症状）が存在する
心身症の定義（日本心身医学会）	1．身体疾患である 2．発症や経過に心理社会的因子が密接に関与する 3．器質的ないし機能的障害が認められる病態 4．神経症やうつ病などほかの精神障害に伴う身体症状は除外する
全般性不安障害の診断基準（DSM-5）	A．2つ以上の活動や出来事の領域（例：家族，健康，経済的状況，仕事や学業などの困難など）についての過剰の不安と心配（予期憂慮）がある B．少なくとも3カ月間，過剰な不安と心配が起こる日の方が起こらない日より多い C．不安と心配は，以下の症状のうち1つ（またはそれ以上）を伴っている 　1．不穏状態または緊張感または過敏 　2．筋肉の緊張 D．不安と心配は，以下の行動のうち1つ（またはそれ以上）を伴っている 　1．否定的な結果が起こりうる活動や出来事を著しく回避する 　2．否定的な結果が起こりうる活動や出来事への準備に著しい時間と努力を費やす 　3．心配のために行動や物事の決定を著しく延期する 　4．心配のあまりくり返し安心や安全を求める E．社会的，職業的，または他の重要な領域における機能において，臨床上著しい苦痛と障害を引き起こしている

（文献11〜13を参考に作成）

表4 ◆ 心身症としての病態を呈する代表的疾患

1．呼吸器系	**気管支喘息**，**過換気症候群**，**神経性咳嗽**など
2．循環器系	**本態性高血圧症**，本態性低血圧症，起立性低血圧症，**一部の不整脈**など
3．消化器系	**胃・十二指腸潰瘍**，**慢性胃炎**，**機能性ディスペプシア**，**過敏性腸症候群**，潰瘍性大腸炎，胆道ジスキネジー，慢性膵炎，**心因性嘔吐**，**びまん性食道痙攣**，食道アカラシア，**呑気症**など
4．内分泌・代謝系	神経性食欲不振症，過食症，**甲状腺機能亢進症**，単純性肥満症，糖尿病など
5．神経・筋肉系	**緊張型頭痛**，片頭痛，**慢性疼痛**，書痙，痙性斜頸，**自律神経失調症**など
6．その他	関節リウマチ，**線維筋痛症**，腰痛症，外傷性頸部症候群，更年期障害，**慢性蕁麻疹**，アトピー性皮膚炎，**円形脱毛症**，**メニエール症候群**，顎関節症など

（文献12より引用．ただし，比較的半夏厚朴湯の適応頻度の高い疾患を**太字**とした）

1	抑鬱傾向[注1]	18
2	頭重・頭冒感	8
3	喉のつかえ感	12
4	胸のつまった感じ	8
5	季肋部のつかえ感	8
6	腹部膨満感	8
7	時間により症状が動く[注2]	8
8	朝起きにくく調子が出ない	8
9	排ガスが多い	6
10	噯気（ゲップ）	4
11	残尿感	4
12	腹部の鼓音	8

表5 ◆ 気鬱スコア

総計30点以上を気鬱とする．
いずれも顕著にみられるものに当該スコアを与え，程度の軽いものにはおのおのの1/2を与える．
注1）抑うつ気分，物事に興味がわかない，食欲がない，食物が砂をかむようで美味しくないなどの諸症状．
注2）主訴となる症状が変動すること．
（文献14より引用）

【4週後】「落ち着いている」と精神科の主治医に相談したら，アルプラゾラム1回0.4 mg，1日1回（朝食後）へ減量された．
【11週後】精神科でアルプラゾラムとミルタザピンの両方を徐々に減量する方針になった．
【5カ月後】精神科の薬は服用していないが，気分の浮き沈みや動悸・めまいの悪化はなかった．下痢・便秘が改善しないという訴えと腹直筋攣急から，当帰建中湯エキス1回2.5 g，1日2回（朝夕食前）を追加した．
【6カ月後】産婦人科で妊娠6週と判明した．

ギモンへの回答

Q1. 咳嗽に対する麦門冬湯と半夏厚朴湯の使い分けを教えてください．

Answer まずは湿性咳嗽は半夏厚朴湯，乾性咳嗽は麦門冬湯と覚えましょう．ただし，半夏厚朴湯を乾性咳嗽に使用すると，気道の乾燥が増強し，咳嗽が逆に悪化する場合があることは先に述べました．十分注意してください．また，嚥下障害や胃食道逆流の関与が疑われる咳嗽には半夏厚朴湯が適していると思われます．

Q2. 咽喉頭異常感症の症例で避けた方がよい場合はありますか？

Answer 咽喉頭異常感症の症例に限らず，半夏厚朴湯を処方して「服用すると逆にのどが焼けつくようにヒリヒリする」「動悸がする」などと言われることがたまにあります．このような訴えは，皮膚や舌などに乾燥感があり，やせ型で体力のない患者さんに多いようです．このタイプは胃腸に優しい他の漢方薬でも「服めない」と訴えることが多いのですが，そのような場合は香蘇散が適しています．香蘇散の症例は，全体に弱々しくて抑うつ感が前面に出ており，筆者は「体でも心でも"あと少し"負荷をかけたらヨロヨロと倒れ込みそうな感じ」とイメージしています．

1. 半夏厚朴湯の漢方医学的身体所見

　脈診では特に初診時に緊張や不安による頻脈，舌診では湿った薄い白苔を認めることが多いようです．また，手掌・腋窩・足底の発汗は精神的な緊張を示す重要な所見です．腹診では心窩部の圧痛やつかえ（心下痞鞕），打診で鼓音（ポコポコ）や心窩部拍水音（ポチャポチャ），そして腹部動悸を認めることがあります．冷たく湿って手のひらが吸いつくような上腹部の感触も，半夏厚朴湯の適応でしばしば認める所見です．

2.「気」のとらえ方

　半夏厚朴湯は漢方薬のなかでも理気剤，または気剤と呼ばれる処方です．「理気」とは「気を整える」という意味ですから，半夏厚朴湯は「気」を整える漢方薬ということになります．さて，半夏厚朴湯で整える「気」とはどういうものでしょうか？ 寺澤の『症例から学ぶ和漢診療学』[14]には「生命の場において，気は精神活動を含めた機能的活動を統一的に制御する要素である．他方，生命の物質的側面を支える要素が血と水である．血は気の働きを担って生体を循行する赤色の液体と定義され，また水（または津液）は気の働きを担って生体を滋潤し，栄養する無色の液体と定義される」とあります．また『レッスン』[10]では「血は血液とその働き．水は血液以外の体液とその働き．気はこの物質的基盤とその生理作用が十全に発現され，からだを守るシステムが円滑に発揮されるように血と水を結ぶ情報ネットワークである」とあり，さらに「そしてこれらは解剖学的用語ではなく病気の概念の説明のために考えられたものである」とされています．以上を筆者は「気とは，生命を維持するための**精神・身体機能の総称**で，漢方医学的に病態を捉え，診断・治療を行うために用いる概念」と解釈しています．

　「気」をはじめとする漢方医学の種々の概念は，筆者にとって「古代の漢方医の処方プロセスをシミュレートするためのツール」です．まずはこのツールを用いて病態を漢方医学的に解釈します．そうした後，漢方医学的病態と現代医学的病態，漢方医学的に導かれた処方と現代医学的に導かれた処方を比較対照し，最終的な漢方薬を決定しています（図4）．余談ですが，今日の医師の大半は現代医学的な病名によって漢方薬を選択していると思いますが，少し興味をもって勉強し，漢方医学的に選択した処方が劇的な効果を現すのを目の当たりにして「深みにはまる」人が多いようです．かくいう筆者も例外ではありません．

3. 丁寧な診察と柔軟な思考を大切に

　江戸時代の名医，和田東郭は「咽中炙臠＝半夏厚朴湯」という短絡的な考え方を戒めて次のように述べています．

　「昨今の医師は，ややもすれば心窩部の診察を入念にせず，ただ咽中炙臠の言葉ばかり追って，咽喉に違和感があれば一律にこの薬（半夏厚朴湯）を投与する．デタラメというべきだろう．咽喉違和感には牡蛎や呉茱萸，あるいは甘草や乾姜などの生薬で改善するものもあるのだ」（『蕉窓方意解』筆者訳）

　幕末から明治時代にかけて活躍した名医山田業精も半夏厚朴湯が無効であった40歳代の女性に苓桂朮甘湯を投与して効果をあげています[15]．医療における丁寧な診察の重要性，柔軟な思考の大切さは，古今変わらないものだと痛感されます．

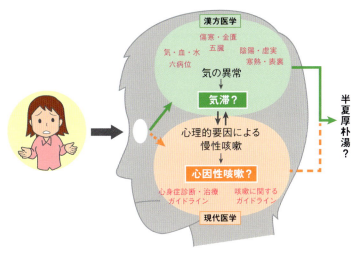

図4 ◆ 漢方処方決定の脳内プロセス

4 半夏厚朴湯のまとめ

▶ この漢方薬を一言で

「"咽喉部の違和感"を伴う症状に半夏厚朴湯」

▶ 主な適応

① 咽喉頭異常感症

② 湿性咳嗽

③ 逆流性食道炎（茯苓飲合半夏厚朴湯）

④ 咽喉部の違和感やガスによる腹満を訴えるFD

⑤ 誤嚥性肺炎の予防

⑥ 精神科・心療内科疾患の補助療法

・身体症状症（身体表現性障害）

・心身症

・全般性不安障害

・パニック障害（安定期の再発防止）

など

◆ 文 献

1）「図説漢方処方の構成と適用：エキス剤による中医診療 第2版」（森 雄材／著），医歯薬出版，1998
　▶ 漢方処方の構成生薬からその方剤の効果を想像できるようになったのは，この本に負うところがとても大きかったと思います．漢方の入門書として，とても優れた本だと思います．2014年に新装版が出ています．

2）内藤健晴：咽喉頭異常感症．医学と薬学，71：793-797，2014

3) 宇野光祐, 他：喉頭専門外来を受診した咽喉頭異常感症例の検討 – 胃食道逆流が関連した症例を中心に –. 日本耳鼻咽喉科学会会報, 119, 1388-1396, 2016
4) 竹田数章：咽喉頭異常感に対する半夏厚朴湯（エキス錠）の効果 – 自己評価抑うつ尺度（SDS）を用いた検討 –. 医学と薬学, 68：689-695, 2012
5) 中江史朗, 他：Clinical Research 術後逆流性食道炎あるいは蠕動障害に対する漢方薬. 漢方医学, 40：106-110, 2016
6) 加藤士郎, 他：胃食道逆流症に伴う呼吸器症状に対する半夏厚朴湯の有効性. 漢方と最新治療, 14：333-338, 2005
7) 及川哲郎, 他：半夏厚朴湯の使用目標とその臨床効果との関連について – 機能性ディスペプシア患者における検討 –. 日本東洋医学雑誌, 59：601-607, 2008
8) 大類 孝, 他：誤嚥性肺炎予防の新戦略. 呼吸, 28：250-254, 2009
9) Iwasaki K, et al：A pilot study of banxia houpu tang, a traditional Chinese medicine, for reducing pneumonia risk in brain-damaged elderly. International Journal of Stroke, 5 (suppl 2)：38-39, 2010
10) 「漢方診療のレッスン 増補版」（花輪壽彦 / 著）, 金原出版, 2003
   ▶ 本稿の大部分は, 文献10を参考にさせていただきました. 花輪先生に心より御礼申し上げます. この『漢方診療のレッスン』そして寺澤先生の『症例から学ぶ和漢診療学（文献14）』を, 筆者は「現代漢方の二大金字塔」と言ってはばかりません. 読みはじめてもう10年以上になるのですが, 今でもふと目に入った一言に「ハッ」とさせられます. 増補版が出たのが2003年, そろそろ新版が待ち遠しいです.
11) 佐貫一成, 山本晴義：身体表現性障害（身体症状症および関連症群）. 臨牀と研究, 93：626-632, 2016
12) 吉原一文, 須藤信行：心身症. 臨牀と研究, 93：600-604, 2016
13) 金 吉晴：不安障害. 日本内科学会雑誌, 102：183-189, 2013
14) 「症例から学ぶ和漢診療学 第3版」（寺澤捷年 / 著）, 医学書院, 2012
   ▶『レッスン』が「文学的な奥深さ」とすれば, 本書の特色は「理数系の精緻さ」と感じます. 漢方の臨床で迷いが生じた際にこれを読むと, 頭がスッキリ整理されていくのを実感できます.
15) 「井見集・附録」（山田業精 / 原著, 寺澤捷年 / 編著）, あかし出版, 2016

福田知顕 Tomoaki Fukuda **Profile**

所属：米の山病院 漢方診療部
専門：日本東洋医学会（漢方指導医, 専門医, 代議員, 福岡県部会会長）, 日本内科学会（総合内科専門医）, 日本プライマリ・ケア連合学会（プライマリ・ケア認定医）
2008〜2010年の3年間, 北里大学東洋医学総合研究所にて花輪壽彦先生に師事.
今年, 当院はようやく念願の日本東洋医学会指定研修施設を取得しました. 漢方専門医をめざしている方, お待ちしております！！

第2章 よく使われる漢方薬 〜意外とこんな症状にも使えます〜

4 補中益気湯・十全大補湯

土倉潤一郎

総合診療医のギモン

Q1. どのような症状や所見を目標に使ったらよいでしょうか？
Q2. 補中益気湯と十全大補湯の使い分けを教えてください．
Q3. 服用を中止するタイミングを教えてください．

漢方医学的ヒント 気虚　血虚

はじめに

　皆さん，倦怠感へのアプローチはどのようにされていますか？ よい治療法がない場合には漢方薬も使ってみましょう．**倦怠感に使用する代表的な漢方薬として，補中益気湯と十全大補湯**があります．日々の軽い疲れから，がん患者の倦怠感まで幅広く使用できます．頓用でも使用できるため，ドリンク剤よりも費用対効果が高い漢方薬をぜひお試しください．

1 補中益気湯・十全大補湯の解説

1）名前の由来

　補中益気湯は「中（消化吸収機能）を補い，気を益す」，十全大補湯は「大きく補い，全快させる（構成生薬10種類より"十"全）」などの意味があります．名前の由来からこの2つの漢方薬は気を補う働きがあることがわかると思います．このように**気を補う漢方薬を補気剤**と呼びます．ちなみに十全大補湯は「だいほとう」ではなく「たいほとう」ですので気をつけましょう．

2）倦怠感の多くは気虚が関与 〜気虚を覚えよう〜

　「元気がない，気力がない」．これらは日常的によく使う言葉ですが，このように**気が不足している（虚している）状態を"気虚"**といいます．倦怠感の多くは気虚が関与しており，補気剤が使用されます．
　四君子湯という4つの生薬（人参・朮・茯苓・甘草）で構成された漢方薬がありますが，これは**補気剤の基本となる漢方薬で補中益気湯や十全大補湯に含まれています**．ただ，四君子湯

表1 ◆ 気虚スコア

身体がだるい	10	眼光・音声に力がない	6
気力がない	10	舌が淡白紅・腫大	8
疲れやすい	10	脈が弱い	8
日中の眠気	6	**腹力が軟弱**	**8**
食欲不振	4	**内臓のアトニー症状**	**10**
風邪をひきやすい	8	小腹不仁	6
驚きやすい	4	下痢傾向	4

判定基準：合計30点以上を気虚とする．いずれも顕著に認められるものに該当するスコアを全点与え，程度の軽いものにはおのおのの1/2を与える．
（文献1より引用，ただし太字は筆者による）

自体よりも四君子湯が含まれた漢方薬をよく使用するため，理解にとどめるだけでよいでしょう．

倦怠感があれば多くは気虚が関与していると考えてよいのですが，**ぜひ気虚スコア**[1]（**表1**）**も参考にしましょう**（第1章-4を参照）．スコアの高いものが特に重要な気虚の症候だということがわかればよいと思います．

> **ここが鑑別のポイント**
> ・倦怠感≒気虚，
>   気虚の治療＝補気作用 →補中益気湯・十全大補湯
> ・倦怠感にまずは**補中益気湯**や**十全大補湯**を使ってみましょう

3）ここが似てるよ 〜補中益気湯 vs 十全大補湯〜

それぞれの構成生薬を見てみましょう（**図1**）．5つの生薬が重なっておりますが，この生薬が"共通する働き"に関係します（**図2，3**）．前述した補気剤の基本である四君子湯がありましたが，その3/4（**人参・朮・甘草**）と黄耆が含まれています．これらは**気を補う生薬（補気薬）**といわれ，補気作用をもたらします．よって，2つの漢方薬の共通点は**補気作用**ということになり，**気虚が関係した倦怠感に使用**されます．

4）ここが違うよ 〜補中益気湯 vs 十全大補湯〜

補中益気湯と十全大補湯の選択では，それぞれの特徴を考慮し判断しましょう．

a）生薬を比較すれば違いが見えてくる

図2の重なっていない生薬に注目します．それぞれの生薬の働きを比較すれば，使い分けが理解できると思います．

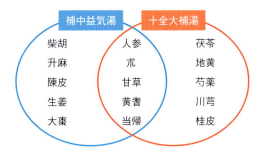

図1◆補中益気湯と十全大補湯の構成生薬

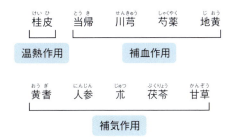

図2◆構成生薬と主な漢方医学的作用（十全大補湯）

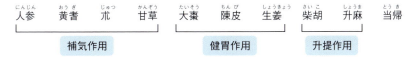

図3◆構成生薬と主な漢方医学的作用（補中益気湯）

【補中益気湯】
① 柴胡 …抗炎症作用 →感染症後の倦怠感などの慢性炎症性疾患にも使える
② 升麻 …升提作用（弛緩した筋トーヌスを引き締める）→内臓下垂（後述しますが，例えば胃下垂）などの弛緩傾向に対応できる
③ 陳皮，生姜，大棗 …健胃作用 →胃が弱い人，食後の眠気が強い人に使用できる

【十全大補湯】
① 地黄，川芎，芍薬 …補血作用 →血虚（後述）の状態に対応できる．胃もたれに注意
② 桂皮 …温熱作用 →冷え症にもよい

b）大きく異なるのは補血作用の有無 〜血虚を覚えよう〜

ここで覚えていただきたい概念として"血虚"があります．なぜなら，血虚は補中益気湯と十全大補湯の鑑別に大きくかかわるからです．

気虚が"気が不足した状態"であったのに対して，**血虚は"血が不足した状態"**を指します．血は血液を含む概念ですが，もう少し幅広く，栄養や潤いなども含まれます．**血虚の具体的な病態・症候としては，貧血，脱毛（髪の毛が抜けやすい），爪がもろい，こむら返り，皮膚乾燥**などがあり，**臓器や細胞の末端にまで栄養や潤いが行き届いていないイメージ**です．気虚スコアと同様に血虚スコア[1]もありますので参考にしてください（表2）．こちらもスコアの高いものが血虚の重要な症候という理解でよいと思います．血を補うことを補血作用といい，十全大補湯に含まれる**地黄**，当帰，川芎，芍薬の生薬に補血作用があります（当帰は補中益気湯にも含まれる）．

よって，基本的な役割として，**補中益気湯は"気虚"のみ，十全大補湯は"気虚＋血虚"**に

表2 ◆ 血虚スコア

集中力低下	6	顔色不良	10
不眠，睡眠障害	6	頭髪が抜けやすい	8
眼精疲労	**12**	皮膚乾燥・荒れ，赤ぎれ	14
めまい感	8	爪の異常	8
こむら返り	**10**	知覚障害	6
過少月経，月経不順	6	腹直筋の攣急	6

判定基準：顕著に認められるものに当該スコアを与え，程度の軽いものにはおのおのの1/2を与える．総計30点以上を血虚とする．
（文献1より引用，ただし太字は筆者による）

対応できます．一般に過労や病気によって，"気"だけでなく"血"まで不足している**"気虚＋血虚"の方が病状が進行している状態**になります．

c）胃は弱い？ 丈夫？

補中益気湯の名前の由来として「中（消化吸収機能）を補い，気を益る」とあるように，胃の消化吸収機能を高めて，元気をつける働きがあります．すなわち，**補中益気湯は胃弱や食欲不振を伴う倦怠感には大変有効**です．食後の眠気も特有の適応になります．

一方，十全大補湯に含まれる地黄は胃もたれをきたすことがあり，**胃が弱い人には注意が必要**です．ただ，臨床的には胃弱者に十全大補湯を使用しても必ず胃がもたれるわけではありません（十全大補湯には健胃作用の生薬も含まれています）．服用開始直後に少し胃もたれがあっても継続することで改善することもあります．十全大補湯には補血作用という大きな利点がありますので，胃弱者ということで除外するのではなく，慎重に導入を試みる価値はあると思います．

d）その他の鑑別方法

前述の構成生薬を考慮し，**慢性炎症の関与，内臓下垂・弛緩傾向**などを参考に補中益気湯，**冷え症（十全大補湯は桂皮が含まれており体を少し温める作用があります）**を参考に十全大補湯を選択してもよいでしょう．

e）どちらか迷う場合

鑑別に迷う場合はとりあえずどちらかを内服していただき，**飲みやすさ（飲みやすい方が合っている可能性がある）**や服用前後の効果を見て判断してもよいと思います．

個人的な見解としては，女性は冷え症が多く，月経（貧血）などの影響か血虚（女性は髪の毛が抜けやすい，皮膚乾燥などが多いですよね）を伴う傾向にあるため，十全大補湯を使用することが多いと思います．実は女性に頻用される当帰芍薬散の生薬（当帰・芍薬・川芎・朮・茯苓・沢瀉）のうち，5/6が十全大補湯に含まれています．そして，男性は暑がりが多く血虚の症候は少ない傾向にあるため，補中益気湯のほうが使用頻度が高い印象です．また，気虚のみよりも血虚を伴うほうが一般には進行した病態です．よって，**女性or重症→十全大補湯，男**

性or軽症→**補中益気湯**の傾向はあるかもしれません．

> **ここが鑑別のポイント**
> ・**補中益気湯**：気虚（倦怠感）＋**胃弱・慢性炎症性疾患・内臓下垂**
> ・**十全大補湯**：気虚（倦怠感）＋**血虚（脱毛・爪異常・皮膚乾燥）・冷え症**

❷ 補中益気湯・十全大補湯を使ってみよう！

1）倦怠感

　冒頭でも述べましたが，補中益気湯や十全大補湯は日々のちょっとした疲れから，がん患者の倦怠感まで幅広く使えます．倦怠感＝気虚ではありませんが，多くは気虚が関与しているため，**倦怠感にとりあえず試してみるのもよい**と思います．また，倦怠感のなかでも特に"手足がだるい"という症状は補中益気湯の適応に特徴的です．

　頓用でも有効ですので，**一時的な疲れには頓用1回2.5～5.0 gで，慢性的な倦怠感には定期的に使用しましょう．**

> **処方例** 補中益気湯（41）1回2.5 g，1日3回（毎食前）14日分
> 　　　　　製薬会社によっては錠剤もあります．
> 　　　　　または，補中益気湯（41）1回2.5 g，1日3回（食間）7日分，頓用で可

　症例を提示します．

> **症例1**
> 40歳代男性．
> 【主訴】全身倦怠感
> 【既往歴】脂質異常症
> 【現病歴】生来健康で大学野球部顧問をしている．年々疲れやすくなっていたが，3カ月前から特に誘因なく倦怠感を強く自覚するようになり当科へ来院された．
> 　初診時，諸検査で明らかな異常所見は認めなかった．
> 　問診・診察にて「体がきつい．寝ても寝足りない．胃が弱く，食後に眠気がある．暑がり．皮膚乾燥や爪の異常はない」とのことで補中益気湯を選択した．
> 【処方】補中益気湯 1回2.5 g，1日3回（毎食前）14日分
> 【経過】
> 　2週間後：「元気が出てきた．6割ぐらい回復した．寝足りない感じもなくなった」
> 　4週間後：「ほぼ治りました」
> その後，補中益気湯を飲み忘れることが多くなったが，中止すると倦怠感が出現するため，引き続き継続した．

> **症例2**
> 70歳代女性．
> 【主訴】全身倦怠感
> 【既往歴】骨粗鬆症
> 【現病歴】夫と2人暮らし．ゲートボールが趣味で元気に過ごされていた．5カ月前に夫が膵臓がん（末期）を発症し，訪問診療を受けるようになった．自宅で夫の介護をしているが，1カ月前から疲労が蓄積し，倦怠感が持続するため当科へ来院された．
> 初診時，問診・診察にて「寝ても疲れがとれない．寒がり．胃は丈夫．皮膚は乾燥しやすく，爪もガサガサする」とのことで十全大補湯を選択した．
> 【処方】十全大補湯1回2.5g 1日3回（毎食前）14日分
> （介護疲れでは血まで不足していることが多く，"介護疲れには十全大補湯"という口訣もあります．気力だけでなく体力も低下するイメージでしょうか）
> 【経過】
> 1カ月後：「疲れは減りました．だいぶ助かっています．もう夫の介護は無理かと思いましたが，もう少し続けてみます」
> 2カ月後：「だいぶ調子はよいです．疲れているときに十全大補湯を飲むと甘いが，疲れていないときは苦い」
> （これは漢方薬に特徴的な現象で，「体が必要としているときは漢方薬が美味しい，必要でないときは飲みづらい」という場合があります）
> その後，減量，中止を試みたが，本人は十全大補湯を服用しているほうが体調がよいとのことで継続した．

2）がん

a）がん抑制効果

補中益気湯，十全大補湯ともに，**がん症状（主に倦怠感）**に使用することが多いですが，マウスで**がん抑制効果**の報告もあります[2～6]．進行がんほど血虚を伴うことが多く，補中益気湯よりも十全大補湯を用いることが多いです．以下に実際の研究報告を紹介します．

> 【十全大補湯，補中益気湯による結腸がんの肝転移抑制】
> BALB/cマウスの結腸がんの門脈内移入による肝転移に対し，十全大補湯と補中益気湯はそれぞれ抑制効果を示した．十全大補湯はマクロファージを介し，補中益気湯はNK（natural killer）細胞を介した効果が推測された[5,6]．

b）化学療法の副作用軽減

化学療法による副作用（倦怠感，食欲不振など）の軽減目的でも使用します．化学療法後の脱毛や爪の異常などは血虚による症状と考えられることから，**十全大補湯の方がエビデンスも豊富です**[7,8]．それぞれの知見の一部を紹介します．

> 【補中益気湯が肺がん術後化学療法施行中の副作用（全身倦怠感，気分，食欲不振）を軽減】
> シスプラチンを含む併用化学療法を受けた原発性肺がん43例（評価可能41例）を補中益気湯投与群（21例）と非投与群（20例）で比較した結果，投与群は非投与群に比べて有意に全身倦怠感の頻度と程度を減少させた．気分，食欲不振の有意な改善も認められた[9, 10]．

> 【十全大補湯が悪性腫瘍術後の抗がん剤療法による細胞性免疫抑制を軽減】
> 治癒切除が施行された食道がん46例，大腸がん35例，胃がん亜全摘術53例，胃がん全摘術40例（合計174例）を十全大補湯投与群（75例，うち抗がん剤使用49例）と非投与対照群（99例，うち抗がん剤使用55例）の2群に分けて検討．その結果，胃がん全摘術の抗がん剤使用で十全大補湯投与群は対照群に比べてヘモグロビン値と赤血球数の有意な増加がみられた．胃がん全摘術で対照群は明らかな白血球数の低下がみられたが，十全大補湯投与群は低下が防止されていた．食道がんおよび胃がん全摘術の抗がん剤使用で，十全大補湯投与群は対照群に比べてNK活性が維持されていた[11, 12]．

3）免疫力低下・慢性炎症性疾患

補中益気湯と十全大補湯のいずれにも免疫系賦活作用[13, 14]が認められていますが，特に**感冒やCOPDなどの呼吸器疾患には補中益気湯の方が有効**なようです[15]（本稿❹-5）も参照してください）．補中益気湯には柴胡という抗炎症作用を有する生薬が含まれており，**感染症後の倦怠感に第一選択**となります．COPDに対する臨床試験の結果を紹介します．

> 【安定期COPDを対象とした補中益気湯の多施設共同無作為化比較試験】
> 臨床安定期のCOPD患者（補中益気湯群34例・対照群37例）を対象とした試験で，補中益気湯群は対照群に比べ6カ月後の自他覚所見（SGRQ・体重・全身のだるさ・気力・疲れやすさ・食欲・感冒罹患回数・増悪回数）を有意に改善し，炎症指標（CRP値・TNF-α・IL-6）を有意に低下させ，栄養指標（プレアルブミン・アディポネクチン）を有意に増加させた[16, 17]．

4）内臓下垂

これは主に補中益気湯に含まれる升麻という生薬が関係します．升麻は升提作用といって弛緩した筋トーヌスを引き締める効果があります．よって，**胃下垂，弛緩性便秘，子宮脱，肛門・膀胱括約筋低下による失禁**などの内臓下垂や弛緩傾向に対応できます．

5）寝汗

これは主に止汗作用を有する黄耆という生薬が関係し，補中益気湯と十全大補湯のどちらにも含まれています．寝汗の鑑別処方は他にもありますが，**気虚を伴っている場合はこの2剤のどちらかが第一選択**となります．

表3 ◆ 補中益気湯・十全大補湯の使い分け（私案）

	補中益気湯	十全大補湯
気虚・倦怠感（補気作用）	○	○
血虚（補血作用）	△	○
胃弱（健胃作用）	○	△
食後の眠気	○	△
冷え症（温熱作用）	×	△
がん（がん抑制効果）	△	○
化学療法副作用（倦怠感）	△	○
免疫力低下（免疫賦活作用）	○	○
慢性炎症（抗炎症作用）	△	×
内臓下垂（升提作用）	○	×
寝汗	○	○
褥瘡	△	○

○対応できる，△やや対応できる，×対応できない

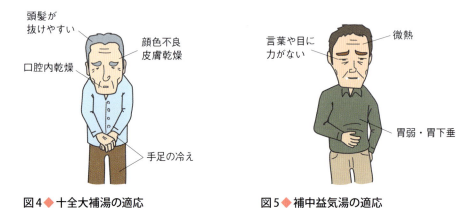

図4 ◆ 十全大補湯の適応 　　図5 ◆ 補中益気湯の適応

6）褥瘡

こちらも主に黄耆の働きが大きいです．黄耆にはさまざまな作用があり，皮膚を丈夫にする，余分な水分をとり除くなどの働きもあります．黄耆は補中益気湯と十全大補湯のどちらにも含まれていますが，**補血作用を有する十全大補湯の方が褥瘡に使用される**傾向にあります．十全大補湯で忍容性がない場合には黄耆建中湯も鑑別にあがります．

7）補中益気湯・十全大補湯の使い分けのまとめ

私見ですが，まとめると表3，図4，5のようになりますので，これらを参考に選択してみてください．

> **補中益気湯は医薬の王様!?**
>
> 　補中益気湯はその有効性の高さ，幅広い作用などから**医王湯**（医薬の王様のようによく効く）と呼ばれています．副作用も少なく，よい意味でハズレがない漢方薬です．
>
> 　大田黒[18] は「補中益気湯だけの処方で開業してもかなりの患者さんが集まり，効果を上げて喜ばれるといっても過言ではないような気がするのが本剤である．現実にはできないが，65歳以上のお年寄り全員に本剤の処方をして，体力低下を防げば，老人医療費はかえって少なくてすむような効果をもつ．お年寄りの体力低下を改善させる薬剤だと思えばよい」と述べていますが，それほどファンが多い漢方薬の1つです．

❸ 補中益気湯・十全大補湯をもっと効かせる！

● 紅参末の追加

　補中益気湯と十全大補湯には人参が含有されていますが，さらに上質なものとして紅参があります．紅参は人参よりも補気作用などの効能に優れているため，追加によってさらに効果が期待できます．

> **処方例** 補中益気湯（41）or 十全大補湯（48）1回2.5g
> ＋ 正官庄コウジン末（大木）1回0.5〜1g
> 1日3回（毎食前）14日分
> 紅参末にも医療保険で処方可能な製剤があります．

❹ 倦怠感の鑑別処方を考える

　倦怠感に補中益気湯や十全大補湯を投与して効果がない場合は他の鑑別処方も考慮しましょう．

1）冷えが強い

　新陳代謝が極度に低下している場合にも倦怠感を認めます．**補気剤で効果がない場合にこのタイプであることが比較的多い**と思います．ポイントは"**冷えが強い**"です．「体が冷えますか？」と尋ねると，迷わず「(体全体が)冷えます」と返答されます．そして，**倦怠感も強く，「仕事中でも座りたい」「横になりたい」**と言われることが多いです．この場合には，温めながら元気をつける下記処方が必要になります．

> **処方例** 人参湯（32）1回2.5g＋真武湯（30）1回2.5g，1日3回（毎食前）14日分
> 強い温熱作用＋補気作用があります．

2）倦怠感が午前で強い

　通常は夜間に休息すれば疲労が回復し，日中の活動によって倦怠感が出現するのが普通です．よって，**起床時や午前中の方が倦怠感を認める場合にはうつ病の関与を考慮**しましょう．漢方

薬にも抗うつ作用が期待できる処方がありますが，西洋薬（抗うつ薬）が必要な場合も少なくありません．

> **処方例** 加味帰脾湯（かみきひとう）（137）1回2.5 g，1日3回（毎食前） 14日分
> 抗うつ作用＋補気作用があります．

3）倦怠感が帰宅後に出る

"仕事中は頑張れても帰宅後にバタンキュー"のパターンです．これは"気の使いすぎ""気疲れ"が背景にあり，仕事中の過緊張を和らげる必要があります．

> **処方例** 柴胡桂枝乾姜湯（さいこけいしかんきょうとう）（11）1回2.5 g，1日3回（毎食前） 14日分
> 補気作用はありませんが，抗ストレス作用や交感神経抑制作用などがあります．

4）夏バテ

夏バテの場合には清暑益気湯（せいしょえっきとう）を使用します．清暑益気湯は補中益気湯が基本（補中益気湯の生薬の8/10を含有）となり，補気作用に加え，清熱作用（体温上昇に対応），止汗作用（多汗に対応），滋潤作用（脱水に対応）があります．

> **処方例** 清暑益気湯（136）1回2.5 g，1日3回（毎食前） 14日分
> 補中益気湯＋夏バテ対応．

5）慢性呼吸器疾患

慢性呼吸器疾患に使用する漢方薬として抗炎症作用を有する補中益気湯について前述しましたが，人参養栄湯（にんじんようえいとう）も鑑別にあがります．**人参養栄湯に抗炎症作用はありませんが，十全大補湯のほとんど（9/10）と鎮咳去痰作用の生薬が含まれています**．よって，慢性呼吸器疾患において，慢性炎症や胃弱がある場合には補中益気湯，消耗が激しい（血虚も伴う）場合には人参養栄湯を使用しましょう．

> **処方例** 人参養栄湯（108）1回2.5 g，1日3回（毎食前） 14日分
> 十全大補湯＋慢性呼吸器疾患．

⑤ 副作用・注意点

副作用・注意点としては，**十全大補湯による胃もたれ**と，**補中益気湯・十全大補湯に含まれる甘草の偽性アルドステロン症**です．いずれも甘草1日1.5 gとそれほど多くはないですが，特に高齢女性などではリスク要因となりますので，十分に気をつけましょう（第4章-1を参照）．

ギモンへの回答

Q1. どのような症状や所見を目標に使ったらよいでしょうか？

Answer まずは倦怠感≒気虚ということで，補中益気湯か十全大補湯を使用してみましょう．

Q2. 補中益気湯と十全大補湯の使い分けを教えてください．

Answer 補中益気湯は胃弱，慢性炎症，内臓下垂，十全大補湯は血虚（脱毛・爪異常・皮膚乾燥），冷え症などの症候を参考に使い分けましょう．それでも迷った場合はとりあえず服用していただき，味の好み，症状の変化をみて判断してもよいと思います．

Q3. 服用を中止するタイミングを教えてください．

Answer 病状の程度にもよりますが，一定期間，症状が安定した場合は減量，中止を検討してもよいと思います．しかし，例えば倦怠感の場合，疾患や環境などが変わらない限りは再発することも多いようです．もちろん，偽性アルドステロン症などの副作用が出現した場合も中止する必要があります．

❻ 補中益気湯・十全大補湯のまとめ

▶ この漢方薬を一言で

「補中益気湯と十全大補湯は倦怠感の第一選択薬」

▶ 主な適応

- 共通点：倦怠感，がん患者（化学療法副作用），免疫力低下（感染予防など），寝汗，褥瘡
- 相違点：
  ① 補中益気湯 …胃弱，慢性炎症性疾患，内臓下垂
  ② 十全大補湯 …血虚（脱毛，爪異常，皮膚乾燥など），冷え症

◆ 文 献

1) 気虚の診断基準．「症例から学ぶ和漢診療学」（寺澤捷年／著），医学書院，2008
2) 原中瑠璃子，他：十全大補湯，桂皮の抗腫瘍作用に関する研究．和漢医薬学誌，4：49-58，1987
3) 樋口清博，他：十全大補湯による肝発癌抑制効果の検討．肝胆膵，44：341-346，2002
4) 安達 勇：Randomized studyを用いた進行乳癌患者に対する十全大補湯の併用効果の検討．和漢医薬学誌，4：338-339，1987
5) Saiki I：A Kampo medicine "Juzen-taiho-to"--prevention of malignant progression and metastasis of tumor cells and the mechanism of action. Biol Pharm Bull, 23：677-688, 2000
6) 十全大補湯・補中益気湯・人参養栄湯の薬効・薬理；作用メカニズム．「漢方の科学化」（北島政樹／総監修），pp82-83，ライフ・サイエンス，2017
7) 阿部憲司：癌術後化学療法時の副作用に対する補中益気湯の効果．Prog Med, 9：2916-2922, 1989
8) 黒田胤臣：十全大補湯による抗癌剤副作用防止効果および臨床免疫学的検討．Biotherapy，3：789-795，1989

9）森 清志, 他：肺癌化学療法の全身倦怠感に対する補中益気湯の有用性. Biotherapy, 6：624-627, 1992
10）がん領域におけるエビデンス.「漢方の科学化」(北島政樹/総監修), p89, 2017
11）山田輝司：食道癌・胃癌・大腸癌術後における十全大補湯投与の臨床的検討―手術侵襲と術後化学療法の細胞性免疫能への影響について―. 和漢医薬学会誌, 9：157-164, 1992
12）がん領域におけるエビデンス.「漢方の科学化」(北島政樹/総監修), p88, 2017
13）大野修嗣：漢方薬「補中益気湯」のNatural-Killer細胞活性に及ぼす影響. アレルギー, 37：107-114, 1988
14）木岡清英, 他：ヒト末梢血単核細胞のインターロイキン1β産生能および抗体産生に及ぼす十全大補湯の影響. 和漢医薬学誌, 4：332-333, 1987
15）杉山幸比古, 北村 諭：COPDに対する漢方補剤・補中益気湯の効果. 日本胸部臨床, 56：105-109, 1997
16）福地義之助, 他：慢性閉塞性肺疾患に対する漢方治療の有用性評価に関する研究.「厚生労働省科学研究研究費補助金 長寿科学総合研究事業 慢性閉塞性肺疾患に対する漢方治療の有用性評価に関する研究 平成18年度総括研究報告書」, 2007
17）咳嗽・COPDに用いられる漢方薬.「漢方の科学化」(北島政樹/総監修), p99, 2017
18）「臨床の現場よりの漢方レポート」(大田黒義郎/著), エルゼビア・ジャパン, 2011

土倉潤一郎　Junichiro Dokura　**Profile**
所属：土倉外科胃腸科医院
私はこれまで東西の医学をほぼ同じ期間学びました. そこで強く感じることは,「人間にはどちらの医学も必要である」ということです. 西洋医学では治療困難な分野でも東洋医学で容易に治る場合がたくさんあります. 確かに日本の現代医療のなかで, 東洋医学は必須ではありません. しかし, 西洋医学+東洋医学を例えるなら, 今まで右手（西洋医学）で作業していたものが, 左手（東洋医学）まで使えるようになる感覚です. 右手が今まで以上に器用になるよりも, 新たに左手が使えるようになる方が簡単で, かつ幅広く対応できます. ぜひ漢方も活用していただきたいと思います.

第2章 よく使われる漢方薬 〜意外とこんな症状にも使えます〜

5 当帰芍薬散・桂枝茯苓丸

大田静香

総合診療医のギモン

Q1. 1剤で効果が不十分な場合はどうしたらよいですか？
Q2. 当帰芍薬散と桂枝茯苓丸の使い分けを教えてください．
Q3. 長期に内服することが多いですが，副作用の心配はありますか？

漢方医学的ヒント　女性　　月経周期に関連する症状　　更年期症状

はじめに

　漢方外来に来られる患者さんは，圧倒的に女性が多く，女性の漢方薬と言えば，当帰芍薬散と桂枝茯苓丸！ というくらい頻用されています（加味逍遙散と併せて三大漢方婦人薬）．女性に特有の不快な症状である**月経困難症**や**月経前症候群**などの月経周期に関連した諸症状に多く用いられます（図1, 2）．もちろん男性であっても，虚血性疾患や動脈硬化がベースにある方にも用いられます[1]．また，例えば同じ月経痛であっても，当帰芍薬散が有効な人もいれば桂枝茯苓丸で改善する人もいて，西洋医学とはアプローチの仕方が異なります．では，この2つの漢方薬の使い分けを中心にみていきましょう．

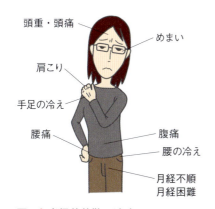

図1◆当帰芍薬散の適応

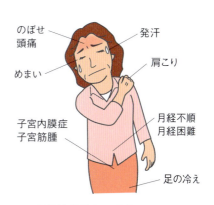

図2◆桂枝茯苓丸の適応

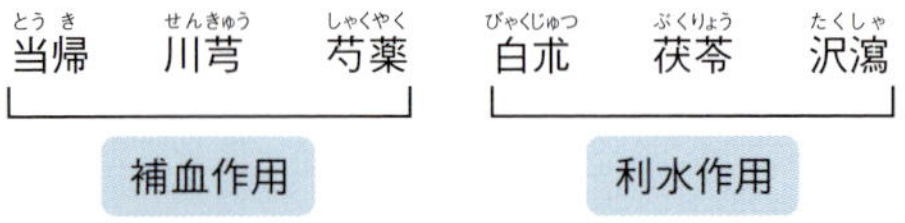

当帰　川芎　芍薬　　白朮　茯苓　沢瀉

補血作用　　　　　利水作用

図3 ◆ 構成生薬（当帰芍薬散）の主な漢方医学的作用

1 当帰芍薬散・桂枝茯苓丸の解説

漢方では生体の構成要素を「気・血・水」の3つで考えます．このうち「血」とは生体を構成する物質のうち赤色の液体を指し，現在では血液と，血流に伴うさまざまな働きのことであると考えられています．漢方では，女性に特有の月経に関連する症状はすべて「血」の異常が関与していると考えます．また「血」は本来滞りなくスラスラと流れているべきものですが，どこかで滞りが生じた場合は，「瘀血」と呼んで漢方医学的な病的状態と考えます．当帰芍薬散と桂枝茯苓丸はどちらも「瘀血」を改善させる作用のある「駆瘀血薬」です．

1）当帰芍薬散

当帰，芍薬，川芎，白朮，茯苓，沢瀉の6つの生薬から構成されています（図3）．

当帰，芍薬，川芎は血流を改善したり，女性ホルモンの働きを整える効果があり[2]，白朮，茯苓，沢瀉は体内の水分代謝を調節する働きがあります．つまり当帰芍薬散は，血の巡りをよくする「駆瘀血薬」に分類されますが，構成される生薬の半分は水分代謝調節に働くという処方です．よって，**当帰芍薬散が適応となる患者さんは，「浮腫みやすい」**ことが特徴的です．また，血の巡りが悪く，浮腫みやすいことから，**手足先に「冷え」**を伴っています．当帰芍薬散が有効な患者さんは，大正ロマンを代表する画家である竹久夢二の美人画に出てくるような，スラっと細く，貧血傾向で色白美人のことが多く，「当芍美人」と言われています．また一方で，色白で水太りでややぽっちゃりしている患者さんにも，当帰芍薬散が効く場合があります．ちなみに当帰と川芎はセリ科の植物でセロリのような香りと味がするため，セロリが苦手な方には飲みづらいと言われることがあります．西洋医学的には，子宮抑制作用[3]，排卵誘発作用[4]，貧血効果[5]が報告されています．

> 💬 **当帰芍薬散の処方ポイント**
> ・竹久夢二の美人画に出てくるような，華奢で色白，冷え，浮腫みやすい人
> ・月経異常，月経困難症，更年期症状，不妊症など

2）桂枝茯苓丸

桂皮，茯苓，牡丹皮，桃仁，芍薬の5つの生薬からなります（図4）．桃仁，牡丹皮，芍薬は，滞った血液の循環を改善させ，茯苓は水分代謝を調整し，桂皮は血管拡張により，血行促進を援助します．また，桂皮は別名シナモンで，スパイスとしても食卓に上ることが多く，アップルパイや八つ橋などスイーツにも用いられています．香りが豊かな生薬は，漢方では，アロマ

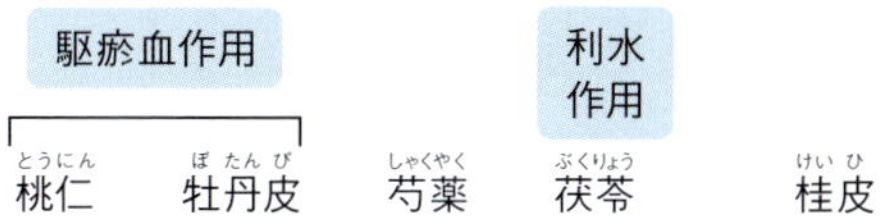

図4 ◆ 構成生薬(桂枝茯苓丸)の主な漢方医学的作用

セラピーのように気分をのびやかにする作用があるとされています．全体として，滞った血の循環を改善させる作用が中心ですが，「瘀血」に随伴して起こる水分の代謝異常や気分の変調に対する作用ももっています．桂枝茯苓丸が適応となる患者さんは，当帰芍薬散より少しガッチリした体型で，あまり冷えは著明ではなく，少しのぼせ傾向で赤ら顔のことがあります[6]．ミロのヴィーナスのお腹のようなしっかりしたお腹で下腹部が盛り上がっている体形が典型とされています．しかし，あまり体格や冷えなどにこだわらなくても使える処方です．血流改善の効果が高いことから，女性に限定せず，痔疾患，下肢静脈瘤，慢性前立腺炎，動脈硬化性疾患にもよく使われます．現在までに得られている報告としては，血小板凝集能の抑制[7]，ホットフラッシュにおける血漿CGRP減少作用[8] などがあります．

桂枝茯苓丸の処方ポイント

ミロのヴィーナス腹のように，比較的しっかりした腹で，のぼせる傾向，月経異常，月経痛，子宮および付属器の炎症，更年期症状など

3) 当帰芍薬散と桂枝茯苓丸の鑑別のポイント

ここでは，三大漢方婦人薬のもう1つ，加味逍遙散を加え，筆者なりの鑑別ポイントをお伝えしたいと思います．

例えば，戯れて肩をツンツン押した場合…
- 当帰芍薬散：草食系．少食．ツンツンするとフラッと倒れてしまいそう
- 桂枝茯苓丸：肉食系．過食．ツンツンするとこちらがはじき返される
- 加味逍遙散：おやつ系．偏食．ツンツンするとイラッとする(多分)

ここが鑑別のポイント

- 当帰芍薬散は，色白，冷えっぽい，水っぽい，華奢な方
- 桂枝茯苓丸は，のぼせ，にきび，比較的体格のよい方

❷ 当帰芍薬散と桂枝茯苓丸を使ってみよう！

1) 当帰芍薬散・桂枝茯苓丸

a) 冷え症

真武湯（第3章-3を参照）とも共通します．

・四肢末梢の冷えタイプ →当帰芍薬散
・冷えのぼせタイプ →桂枝茯苓丸

として簡単に使い分けをお話しします．

四肢末梢の冷えタイプの鑑別としては，当帰芍薬散の他，当帰四逆加呉茱萸生姜湯と十全大補湯が鑑別にあがります．月経異常はあまり強くなく，凍瘡やレイノー症状を生じるような，四肢末端の冷えが著しい場合，当帰四逆加呉茱萸生姜湯を用います[9]．四肢末端の冷えに加えて，体力が低下している場合は，気を補い，元気を増してくれる十全大補湯を用います[10]．

お腹が冷えて下痢をしやすい場合は，**人参湯**が鑑別にあがります．気を補い消化管を調える人参・白朮に，温める乾姜を含みます．

冷えのぼせタイプの鑑別としては，桂枝茯苓丸の他，加味逍遙散が鑑別にあがります．ヒステリックだったり，愁訴が多い場合は，精神安定作用もある加味逍遙散を用います（第2章-6を参照）．

のぼせる結果，下方・末梢が冷える傾向にあります．

便秘が強い場合は，**桃核承気湯**が鑑別にあがります．瀉下作用のある大黄と芒硝を含んでいます．とても強力なので，開始する際は，1日1回からにしましょう．

b) 月経困難症

桂枝茯苓丸単独でも月経痛が軽減される場合もありますが，それでも鎮痛薬を使うような月経痛がある場合，筋の緊張を緩める働きのある**芍薬甘草湯**や，下腹部の緊張を和らげ，温めて血の巡りをよくしてくれる**当帰建中湯**を併用するとよいです．

2) 当帰芍薬散

● 月経に関連する浮腫みや頭痛

口渇があり，尿の出が悪い場合は，**五苓散**が鑑別にあがります．なお，五苓散の薬理学的作用は，磯濱の研究で，アクアポリンを介した水分代謝調節メカニズムが報告されています．

下半身が冷えて浮腫む場合は，**牛車腎気丸**が鑑別にあがります．体を温め，血を巡らせる作用のある八味地黄丸に，利水作用のある牛膝・車前子が加わっています．ただし地黄を含むため，胃腸の丈夫な方が適応になります．

症例

29歳女性．
X－3年頃より，月経痛がひどくここ1年は低用量ピルで調整していたが，体質改善を希望しX年12月当院を受診した．

月経がはじまると下腹部や腰が痛くなり,立てなくなる.市販のバファリン内服でいったんよくなるがすぐに痛くなる.

【西洋医学的所見】
身長:170.3 cm,体重:60 kg,体温:35.8℃,血圧:95/55 mmHg,脈拍:78/分

【漢方医学的所見】
寒熱:寒がり,体全体が冷える,手足も冷える,長風呂好き,温かいお茶を好む
口渇:あり,1.5 L/日,
食欲:あり,胃もたれしにくい
汗 :かきにくい
尿 :4〜5回/日
便 :便秘がち(3〜5日で排便)
睡眠:眠れている
月経:順調,月経痛あり,鎮痛薬使用あり
脈候:沈,虚,小
舌候:やや湿潤した白苔軽度,暗赤色,歯痕あり
腹候:腹力3/Ⅴ,両側腹直筋緊張,心下痞鞕(第3章-1を参照),心下悸,振水音

【経過】
X年12月の初診時,瘀血あり,水毒あり,冷えが著明であったため,三和の当帰芍薬散加附子1回3 g,1日3回(毎食前)を開始した.

3週間後の受診の際,下腹部が昨日から張って痛い,月経が来そうだとの訴えがあった.三和の当帰芍薬散加附子を継続するとともに,当帰建中湯エキス1回2.5 g,1日3回(毎食後)を追加した.また,便秘に対しては,大黄甘草湯エキスを頓用で処方した.

6週間後,今回の月経痛は軽かったが冷えの改善に乏しかったため,加工ブシ末1回0.5 g,1日1回(朝食前)を追加した.以後受診のたびに,冷えの改善具合をみながら加工ブシ末を0.5 gずつ増量していった.

3カ月後には,気候の暖かさも手伝って,冷えは改善され月経痛は生じなくなった.

3)桂枝茯苓丸

● 月経困難症

桂枝茯苓丸単独でも月経痛が軽減される場合もありますが,それでも鎮痛薬を使うような月経痛がある場合,筋の緊張を緩める働きのある芍薬甘草湯や,下腹部の緊張を和らげ,温めて血の巡りをよくしてくれる当帰建中湯を併用するとよいです.

> **処方例** ベースで内服:桂枝茯苓丸(25)1回2.5 g,1日3回(毎食前)
> 月経になりそうな1週間前から併用:当帰建中湯(123)1回2.5 g,1日3回(毎食後)
> それでも月経痛が生じた場合:芍薬甘草湯(68)1回2.5 g,頓服

❸ 当帰芍薬散と桂枝茯苓丸をもっと効かせる！

1）当帰芍薬散

それでは，当帰芍薬散をより効果的に使う処方を紹介します．

a）手足先の冷えが強い場合

> **処方例** 当帰芍薬散（23）1回2.5 g ＋ 加工ブシ末（三和S-01）1回0.5 g，1日3回（毎食前）
> 冷えの改善に乏しい場合，加工ブシ末を1回1 g，1日3回に増量．
> 気温が温かい日はブシ末を減らすなど調整可．

b）浮腫みが続く場合

> **処方例** 当帰芍薬散（23）1回2.5 g ＋ 五苓散（17）1回2.5 g，1日3回（毎食前）
> 冷えも強い場合：当帰芍薬散（23）1回2.5 g ＋ 真武湯（30）1回2.5 g，1日3回（毎食前）

c）月経痛が続く場合

> **処方例** 当帰芍薬散（23）1回2.5 g，1日3回（毎食前）
> 月経になりそうな1週間前から，
> 当帰建中湯（123）1回2.5 g，1日2～3回（食後）
> を加えることで，月経痛を楽にする．
> 当帰建中湯は，下腹部の張りを和らげ，温め，血の巡りをよくする．

2）桂枝茯苓丸

それでは，桂枝茯苓丸をより効果的に使う処方を紹介します．

a）便秘がある場合

> **処方例** 桂枝茯苓丸（25）1回2.5 g ＋ 大黄甘草湯（84）1回2.5 g，1日3回（毎食前）
> 便通に応じて適宜増減．
> 食前に飲むと効きすぎる場合は，食後に．

b）のぼせが強い

> **処方例** 桂枝茯苓丸（25）1回2.5 g，1日3回（毎食前） または，
> 加味逍遙散（24）1回2.5 g，1日3回（毎食前）

C）にきび，吹き出物がある

> **処方例** 桂枝茯苓丸加薏苡仁（125）1回2.5 g，1日3回（毎食前）
>
> 桂枝茯苓丸に薏苡仁（ハトムギ）を加えた製剤がある．
> 薏苡仁には，消炎，排膿，鎮痛作用があり，かつ全身の水滞に対応できるので，イボや皮膚の荒れ，皮膚炎，浮腫といった症状に応用される．桂枝茯苓丸と併用することで，瘀血症状であるにきびの改善を促進する．

3）どちらの特徴も伴う場合

色白で浮腫みやすいのに肉付きがよく，冷えのぼせもあるというようにどちらの特徴も伴う場合は当帰芍薬散と桂枝茯苓丸の併用を考慮します．

> **処方例** 当帰芍薬散（23）1回2.5 g，1日3回（毎食前）
> ＋ 桂枝茯苓丸（25）1回2.5 g，1日3回（毎食前）
>
> 患者の体質に応じて両者を併用することもある．

ギモンへの回答

Q1. 1剤で効果が不十分な場合はどうしたらよいですか？

Answer 別の処方と併用は可能です．前述❸を参照ください．

Q2. 当帰芍薬散と桂枝茯苓丸の使い分けを教えてください．

Answer 当帰芍薬散は，色白，華奢，浮腫みっぽい，冷えっぽい，草食系．食が細く，肉魚を食べると胃がもたれる，と仰る方が多いです．
桂枝茯苓丸は，肉付きのよい，くま，しみ，のぼせ，肉食系．何でもよく食べ，甘い物好きで過食しがちな方が多いです．

Q3. 長期に内服することが多いですが，副作用の心配はありますか？

Answer これはどの漢方薬にも言えることですが，長期服用する場合，副作用というより，病態（証）が変わり，体調が変わることがあります．その際，処方の変更が必要になります．症状の改善がみられた場合は，1日2回，1回と減薬していきます．また，まれに胃もたれが生じる場合があります．その場合は，食後に時間を変更したり，減らしたりします．それでも改善しない場合，明らかに証が変わったと判断される場合は，別の処方に変更します．
※漢方は，ずっと同じ処方を続けるものではなく，常に変わりうる病態に臨機応変に対応していくもの，と考えてください．

❹ 当帰芍薬散・桂枝茯苓丸のまとめ

- 当帰芍薬散は，冷えがベースにあり浮腫みっぽく，かつ血が足りず，血の巡りが悪くなった状態を改善します．
- 桂枝茯苓丸は，血の巡りが悪いことで随伴して生じる諸症状を改善します．

▶ この漢方薬を一言で

- 「当帰芍薬散：色白，華奢，水っぽい，草食系」
- 「桂枝茯苓丸：のぼせ，がっしり，ヴィーナス腹，肉食系」

▶ 主な適応

月経困難症，不妊症，更年期障害，虚血性疾患，動脈硬化

◆ 文献

1) Hikiami H, et al：Comparative efficacy of Keishi-bukuryo-gan and pentoxifylline on RBC deformability in patients with "oketsu" syndrome. Phytomedicine, 10：459-466, 2003
   ▶ 桂枝茯苓丸は赤血球変形能にきわめて有効で，重症瘀血状態ではその効果が強いことが示されている．
2) 高松 潔：更年期障害に対する漢方療法の有用性の検討—三大漢方婦人薬の無作為投与による効果の比較．産婦人科漢方研究のあゆみ，23：35-42，2006
   ▶ 更年期障害に対して，三大漢方婦人薬である当帰芍薬散・加味逍遙散・桂枝茯苓丸が，ホルモン補充療法と同等の効果があることが示されている．
3) 千村哲朗：当帰芍薬散のラット妊娠子宮収縮およびβ2刺激剤誘導頻脈に対する影響の基礎的研究．産婦人科の世界，40：743，1988
   ▶ 妊娠ラット摘出子宮において，子宮収縮を抑制した．
4) 小山嵩夫：産婦人科漢方研究のあゆみ，6：76，1989
   ▶ 雌幼若ラットに飲水投与し，ヒト閉経期尿性ゴナドトロピン（hMG）を投与したところ，hMG単独投与に比べ排卵率が増加した．
5) Akase T, et al：Efficacy of Tokishakuyakusan on the anemia in the iron-deficient pregnant rats. Biol Pharm Bull, 30：1523-1528, 2007
   ▶ 鉄欠乏性貧血を有するラットにおいて，赤血球の分化を促進し，貧血改善効果を有することが示唆された．
6) Yasui T, et al：Effects of Japanese traditional medicines on circulating cytokine levels in women with hot flashes. Menopause, 18：85-92, 2011
   ▶ 血管運動障害を有する患者において，桂枝茯苓丸群は，加味逍遙散群とともに無治療群に比し，ホットフラッシュが優位に改善した．
7) Terawaki K, et al：Keishibukuryogan, a Traditional Japanese Medicine, Inhibits Platelet Aggregation in Guinea Pig Whole Blood. Evid Based Complement Alternat Med, 2015：295706, 2015
   ▶ 桂枝茯苓丸中の牡丹皮と桂皮の血小板凝集能抑制作用は微小純案障害の改善作用に関連する．
8) Chen JT & Shiraki M：Menopausal hot flash and calciotonin gene-related peptide; effect of Keishi-bukuryo-gan, a kampo medicine, related to plasma calciotonin gene-related peptide level. Maturitas, 45：199-204, 2003
   ▶ ホットフラッシュの発現を優位に上昇させる血漿CGRP（カルシトニン遺伝子関連ペプチド）を減少させた．
9) Nishida S, et al：Effects of a traditional herbal medicine on peripheral blood flow in women experiencing peripheral coldness: a randomized controlled trial. BMC Complement Altern Med, 15：105, 2015
   ▶ 末梢の冷えを自覚する女性に当帰四逆加呉茱萸生姜湯を投与し，冷水負荷試験後の末梢血流回復率の報告．
10) 高松 潔：更年期障害に対する漢方療法の有用性の検討—三大漢方婦人薬と十全大補湯の無作為投与による効果の比較．産婦人科漢方研究のあゆみ，19：111，2002
    ▶ 冷気や寒気による病理産物の停滞である瘀血と生理機能の低下である血虚を改善させる十全大補湯が有効であ

る可能性が示されている.

11)「はじめての漢方診療ノート」(三潴忠道/著), 医学書院, 2007
12)「腹證図解 漢方常用処方解説」(高山宏世/著), 泰晋堂, 2013
13)「原点に拠る重要漢薬 平成薬証論」(渡邊 武/著), メディカルユーコン, 2003

Profile

大田静香　Shizuka Ota
所属:名瀬徳洲会病院 漢方内科

奄美大島の名瀬徳洲会病院で漢方内科をしています.外来には,不定愁訴の方が多く,原因として最近では,鉄・亜鉛等のミネラル・ビタミンなどの栄養不足が隠れていることがあります.東洋医学に「医食同源」「食養」という言葉がありますが,健康の基本は食事です.漢方薬は入って来た材料(栄養)をうまく巡らせてくれます.ぜひ漢方的な視点をもちつつ食事や栄養面からも病態を眺めるようにしてください.

第2章 よく使われる漢方薬 ～意外とこんな症状にも使えます～

6 加味逍遙散

前田ひろみ

総合診療医のギモン

- Q1. 更年期障害以外にも適応となりますか？
- Q2. 更年期障害に対して効果が不十分だった場合，どうしたらよいでしょうか？
- Q3. 長期に内服した場合，副作用の心配はありますか？

漢方医学的ヒント 婦人科系の不調 ＋ 精神神経症状　女性の不定愁訴や多愁訴

はじめに

　加味逍遙散は，更年期障害に用いる漢方薬として有名で，総合診療医の先生方も処方された経験があるのではないでしょうか．ところが，漢方治療を専門に行っていると，これまでにすでに加味逍遙散を処方されているものの，残念ながらあまり改善していないという症例をよく見かけます．病名投与でも効く場合も多いですが，効果が感じられない場合には，漢方薬はあまり効かないという印象を患者さんにもたれてしまうかもしれません．加味逍遙散が効果的である病態をきちんと理解し，より適切な患者さんに効果的に使用する方法を知っていただけたら幸いです．さらに，効果が今ひとつの場合の次の一手もご紹介します．

> **本稿の目標**
> ① 加味逍遙散を適切な患者さんに，効果的に使えるようになる．
> ② 加味逍遙散の効果が今一つの場合の次の一手を知る．

1 加味逍遙散の解説

1）加味逍遙散とは

　加味逍遙散は，桂枝茯苓丸，当帰芍薬散（第2章-5を参照）と並んで，婦人科系の不調に用いる3大漢方処方の1つです．漢方用語でいうと，これらは**瘀血**という状態に用いる処方群です．瘀血とは，血がドロドロとうっ滞している，血の巡りが悪い状態のことを言います．具体的には動脈硬化性疾患や静脈のうっ血，末梢血流不全による冷えなどを指し，**月経周期に関連**

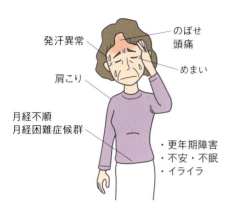

図1 ◆ 加味逍遙散の適応

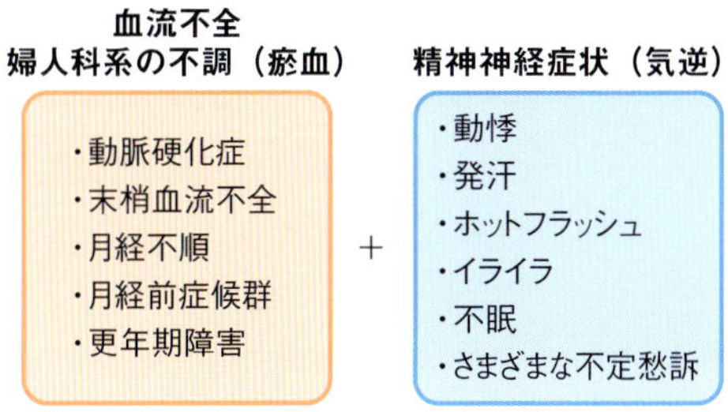

図2 ◆ 加味逍遙散の作用

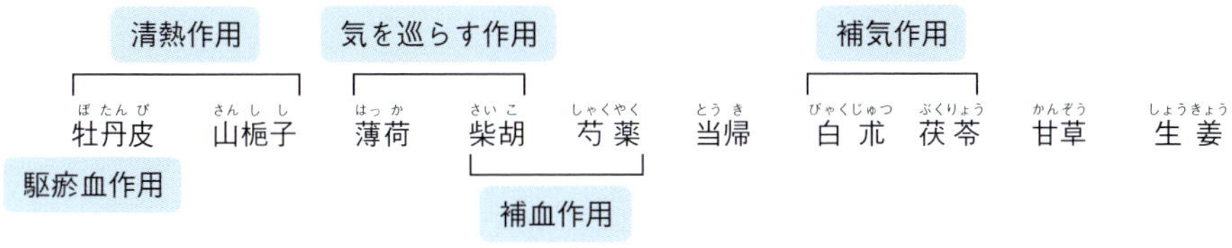

図3 ◆ 構成生薬と主な漢方医学的作用（加味逍遙散）

する症状や月経前症候群などの婦人科系の不調も瘀血として考えます．加味逍遙散はそのなかでも，**動悸・発汗・ホットフラッシュなどの自律神経症状，イライラや不眠などの精神症状，その他さまざまな不定愁訴**を伴うような場合に用います（図1，2）．このような症状は漢方では気がスムーズに流れずに逆流している気逆という状態を伴っていると考えます．加味逍遙散について，江戸時代の漢方医百々漢陰は「婦人いっさいの申し分に用いてよくきく，いまより十数年前の医者は婦人の病と言うとほとんどこの処方を用いた．男子でも癇癪もちに適する」と述べており[1]，女性のさまざまな症状に使用できる処方ですが，やや虚弱な男性の精神神経症状にも用いることがあります．

2）加味逍遙散の構成生薬

加味逍遙散は柴胡・山梔子・薄荷・当帰・芍薬・牡丹皮・茯苓・白朮・甘草・生姜の10種類の生薬で構成されている処方です（図3）．柴胡には抗ストレス作用，清熱・抗炎症・抗アレルギー作用があります．薄荷はメントールが主成分で鎮痛・血管拡張作用・抗うつ作用・自律神経調整作用があります．山梔子には鎮静・清熱作用があります[2]．これらの3つの生薬で，体内にこもっている熱を冷ましながら精神症状を改善します．当帰・芍薬・牡丹皮には血の巡りをよくして女性ホルモンの分泌を整える作用があります．茯苓・白朮は気を補って水分代謝をよくする作用があります．甘草・生姜は胃腸を整えます．このように10種類もの生薬が総合的に働き，加味逍遙散は効果を発揮します．

3）加味逍遙散患者の特徴

　　漢方外来で加味逍遙散が適応となる患者さんをたくさん診ていると、共通するキャラクターが見えてきます。加味逍遙散の患者さんは、訴えが執拗な傾向にあります。「辛さをわかってほしい」という気持ちが強く、診察室では椅子をこちらに近づけて、前のめりでさまざまな不調を訴えます。特に肩こりについて訴える頻度が高いです。そして症状がコロコロとよく移り変わるのも特徴です。これは、加味逍遙散の名前にもある逍遙（あちこち移動する）という状態です。再診時には、なかなかよくなったとは言ってくれません。しかし「よくなりません、変わりません」と言うものの、一つひとつの症状についてよく聞くと、実は中途覚醒の回数が減っていた、イライラの程度が軽くなっていたなど、改善していることが多いです。したがって加味逍遙散を処方した患者さんの再診時には、丁寧に症状を聞くことが大切です。また、他罰的でこちらが思わずムッとするような態度をとってしまいがちなのもこの患者さんの特徴です。このような状態は決して本人のせいではなく、病状がそうさせているので、医療者側までイライラしないように気をつける必要があります。

> **加味逍遙散の処方ポイント**
> ・婦人科系の不調 ＋ 精神神経症状
> ・くり返す不定愁訴や多愁訴（女性＞男性）

4）加味逍遙散の注意点

a）眠気

　　加味逍遙散には自律神経調節作用があり、交感神経の過剰緊張状態を緩めてくれます。そのため内服によってリラックスしやすくなり、眠気を催すことがあります。日中の活動に支障がなければ、加味逍遙散が効いている証拠だと考えて、内服を継続するのが望ましいと考えます。

b）下痢

　　加味逍遙散には山梔子という生薬が含まれます。山梔子とはクチナシの実のことで、食品や民間薬にも使われる植物ですが、穏やかに排便を促す作用があります。そのためどちらかと言うと便秘傾向の患者さんに用いやすい処方です。下痢しやすい患者さんに用いるときは注意が必要です。

c）特発性腸間膜静脈硬化症

　　特発性腸間膜静脈硬化症は1991年に小山らによってはじめて文献報告された疾患[3]で、漢方薬、特に山梔子を含有する処方の長期投与との関連を指摘されています[4]。腹痛・下痢・便秘・腹部膨満・便潜血陽性などの症状が出ることもありますが、無症状で経過することもあります。検査は、腹部単純X線写真で右側腹部に線状石灰化像、CT写真で腸管壁および腸間膜に一致して石灰化像を認めます。下部消化管内視鏡では青銅色の粘膜を認め、びらんや潰瘍をしばしば伴います[5]。諏訪中央病院東洋医学科において5年以上通院し漢方治療を行っていた患

者さんを調査した報告では，257例中2例に腸間膜静脈硬化症を認めたという結果になっています[6]．加味逍遙散にも山梔子が含まれているため，長期に内服している場合，具体的には5年以上継続して内服している場合には腸間膜静脈硬化症の発症に注意する必要があります．まだ統一的な見解は出ていませんが，腹部症状があれば腹部単純X線，CT，内視鏡などの検査を行うことが必要だと思われます．服用中止によって症状または所見の改善を認めることが報告されているため[4]，**加味逍遙散は漫然と長期投与せず，適応となる症状が改善したらすみやかに中止または変更することが望ましいと考えます．**

② 加味逍遙散を使ってみよう！

1）更年期障害

加味逍遙散は更年期障害によく使われる漢方薬です．ホルモン補充療法（HRT：hormone replacement therapy）などの西洋医学的治療は副作用が心配で受けたくない，あるいは乳がんの既往などで受けられない患者さんにも，よい適応となります．HRTとの併用も可能です．基礎的研究では，加味逍遙散と桂枝茯苓丸がエストロゲン受容体 β にアゴニスト作用をもたらすことが報告されています[7]．また，弘前大学を中心に全国29施設で行われたRCTでは，更年期不定愁訴に対する効果を，加味逍遙散群29例，HRT群24例，加味逍遙散＋HRT群29例で比較検討しています．3群間で有意差は認められませんが，更年期症状評価表による各症状に対する症状消失効果では，加味逍遙散群ではめまい，HRT群ではホットフラッシュと発汗に対する効果が優れていたという結果でした[8]．

では，実際の症例を見ていきましょう．

症例1

47歳女性．
【主訴】ホットフラッシュ
【現病歴】数カ月前から，突然カーッと体が熱くなり，上半身から汗が吹き出ることが日に何度かある．また，頭痛，めまい，動悸，肩こり，イライラ感に悩まされている．最近月経は来たり来なかったりで，来ても3日程度で終わってしまう．婦人科で更年期障害と診断されHRTを提案されたが，副作用が心配で漢方治療を希望して来院した．
【経過】ホットフラッシュと多愁訴の改善を目標に加味逍遙散1回2.5g，1日3回（毎食前）を処方したところ，4週間後にはめまいと動悸が改善し，カーッと熱くなる頻度が少なくなった．3カ月後にはあまり症状は気にならなくなった．

この症例は，更年期障害によるホットフラッシュをはじめとしたさまざまな症状に悩まされており，加味逍遙散の典型的な適応と考えられます．

2）月経前症候群

加味逍遙散は婦人科系の不調と精神神経症状に有効な処方です．そのため，前述の通り更年

期障害に対して有名な漢方薬ですが，イライラなどの精神症状を伴う月経前症候群にも非常に効果的です．では，具体的な症例を見ていきましょう．

> **症例2**
>
> 32歳女性．
> 【主訴】月経前の不調
> 【現病歴】月経の約1週間前からイライラしやすくなり，些細なことで夫と子どもに当たってしまう．同時に下腹部痛と胸の張りも認め，月経開始とともに改善していく．このような症状が3年間ほど続いており，漢方治療を希望して来院した．
> 【経過】加味逍遙散1回2.5 g，1日3回（毎食前）を処方したところ，翌月の月経前は比較的穏やかに過ごすことができた．家族からも最近イライラしなくなったと言われるようになり，処方を継続している．

3) 不眠症

精神神経症状が主な場合でも，加味逍遙散が適応となる場合があります．不定愁訴・多愁訴で，前のめりに訴える，肩こりを主張する，などは加味逍遙散を積極的に使用するポイントとなります．不眠が主訴の症例を見ていきましょう．

> **症例3**
>
> 58歳女性．
> 【主訴】不眠
> 【現病歴】半年ほど前から寝付きが悪くなり，中途覚醒も1～2回伴うようになった．また，肩こりがひどく，胸のあたりがモヤモヤするような不快感がある．暑がりだが手足が冷える．同居する義母の介護でストレスを感じている．近医でもらったゾルピデム酒石酸塩10 mgを時々内服しているが，睡眠薬に頼りたくないため漢方外来を受診した．
> 【所見】診察室では椅子をこちらに近づけ，イライラした様子でため息混じりに訴えた．目の周囲には茶色い色素沈着を認めた．
> 【経過】加味逍遙散1回2.5 g，1日3回（毎食前）を処方したところ，4週間後の診察では「あまり変わらない」とは言うものの，よく聞くと中途覚醒はなくなっていた．処方を継続し3カ月後には睡眠導入剤なしで寝られるようになった．

この症例での目の周囲の色素沈着は血の巡りが悪い状態である瘀血の兆候の1つであり，さらに訴えにあった「胸のあたりがモヤモヤする」という症状は，山梔子という生薬が含まれる処方（加味逍遙散にも含まれている）を使用する目標の1つです．不眠に使用する漢方薬はたくさんありますが，このような不眠以外の訴えや所見，診察室でのイライラした様子などから総合的に考えて使用します．

4) 蟻走感

更年期障害や自律神経失調症などの症状の1つとして，皮膚を虫が這いずり回るようなムズ

ムズ感を感じることがあります．このような蟻走感に対しても加味逍遙散が効く場合があります．蟻走感のほかにのぼせや発汗などの症状を伴えば，より積極的に加味逍遙散の処方を考慮します．

5）皮疹

加味逍遙散には抗炎症作用・抗アレルギー作用があり，皮疹に対しても用いられる処方です．皮膚の乾燥や脱毛を伴う場合は，潤しながら血の巡りをよくする**四物湯**を併用すると，より効果が高くなります．

> **処方例** 加味逍遙散（24）1回2.5 g ＋ 四物湯（71）1回2.5 g，1日3回（毎食前）

❸ 加味逍遙散をもっと効かせる！

加味逍遙散を処方したがあまり効果が感じられない場合，どのような症状が強いかによって対処法が変わってきます．

1）不安が強い，または，咽喉や上腹部症状を伴う場合

不安感が強い場合，咽喉や上腹部症状を伴う場合には，**半夏厚朴湯**を併用するとよい場合があります．半夏厚朴湯は気の巡りをよくして不安を改善する処方で，特に喉のつまり感や心窩部膨満感などの症状がある場合に著効します（第2章-3を参照）．

> **処方例** 加味逍遙散（24）1回2.5 g ＋ 半夏厚朴湯（16）1回2.5 g
> 1日3回（毎食前）

2）動悸・不眠が強い場合

動悸・不眠が強い場合は，**桂枝加竜骨牡蠣湯**または**柴胡加竜骨牡蠣湯**を追加するとよい場合があります．使い分けは，痩せ型で虚弱体質の方には桂枝加竜骨牡蠣湯，少しがっちりしたタイプの方には柴胡加竜骨牡蠣湯を用いると覚えておくとよいと思います．動悸・不安・不眠なども，気が逆流している状態（**気逆**）と考えます．これら2つの処方は，特に動悸や不眠などの気逆を鎮める作用をもっています．

> **処方例** 加味逍遙散（24）1回2.5 g ＋ 桂枝加竜骨牡蠣湯（26）1回2.5 g，
> 1日2回（朝夕食前）
> 　　甘草が重複するため1日2回にすることが望ましい．
> または，
> 加味逍遙散（24）1回2.5 g ＋ 柴胡加竜骨牡蠣湯（12）1回2.5 g，
> 1日2回（朝夕食前）
> 　　甘草が重複するため1日2回にすることが望ましい．

なお，ツムラの柴胡加竜骨牡蛎湯には含まれていませんが，コタロー，クラシエの柴胡加竜骨牡蛎湯には大黄という下剤が含まれています．便秘のない場合にはツムラ，便秘のある場合にはコタローあるいはクラシエのものを用いるとよいでしょう．

3）イライラが強い場合

イライラや怒りの感情が強い場合には，**抑肝散**（第1章-3を参照）を追加します．抑肝散は認知症の周辺症状（BPSD）を改善する薬として有名になりましたが，易怒症状に用いる代表的な処方です．加味逍遙散と共通して含まれている生薬が多く，併用することで加味逍遙散の効果を強めます．また，イライラに加え，ホットフラッシュや顔面紅潮が強い場合には，より熱を冷ます作用の強い**黄連解毒湯**に変更します．

> 処方例　加味逍遙散（24）1回2.5g ＋ 抑肝散（54）1回2.5g
> 　　　　1日2回（朝夕食前），
> 　　　　甘草が重複するため1日2回にすることが望ましい．

4）月経不順・月経痛が改善しない場合

月経不順・月経痛が改善しない場合は，婦人科3大処方の残りの2つ，当帰芍薬散・桂枝茯苓丸の方が合っている場合があります（この2剤の特徴については**第2章-5を参照**）．明らかに加味逍遙散が合っていそうな精神神経症状がある場合では，体格ががっちりしたタイプには桂枝茯苓丸，虚弱なタイプには当帰芍薬散を併用することでよく効く場合もあります．

ギモンへの回答

Q1. 更年期障害以外にも適応となりますか？

Answer 更年期障害以外にも，月経前症候群，不眠症，蟻走感，皮疹などに用いることができます．その他にも，月経不順や月経痛，めまい・動悸・発汗などの自律神経症状，不安感や焦燥感などの精神神経症状，肩こりや頭痛などのさまざまな不定愁訴に用いることができます．

Q2. 更年期障害に対して効果が不十分だった場合，どうしたらよいでしょうか？

Answer 不安感が強い場合は半夏厚朴湯の併用，動悸・不安・不眠が強い場合は桂枝加竜骨牡蠣湯または柴胡加竜骨牡蛎湯の併用，イライラが強い場合は抑肝散の併用か黄連解毒湯への変更，月経不順・月経痛が改善しない場合は桂枝茯苓丸や当帰芍薬散への変更を考慮します．

Q3. 長期に内服した場合，副作用の心配はありますか？

Answer 特発性腸間膜静脈硬化症の発症に気をつける必要があります．漫然と長期投与

をしないことが原則ですが,数年間内服を継続している患者さんでは,腹部症状に注意し,適宜腹部単純X線写真や必要に応じて腹部CT写真,下部消化管内視鏡検査などを行う必要があると考えます.

❹ 加味逍遙散のまとめ

▶ この漢方薬を一言で

「婦人科系の不調＋精神神経症状には加味逍遙散」

▶ 主な適応

- 更年期障害
- 月経前症候群
- 月経不順
- 月経困難症
- 自律神経症状や精神症状
- 皮膚症状

◆ 文献

1) 「梧竹樓方函口訣解説」（百々漢陰,鳩窓／原著,伊藤 隆,他／編）,たにぐち書店,2014
2) 「カラー版 漢方のくすりの事典 第2版」（鈴木 洋／著）,医歯薬出版,2011
3) 小山 登,他：慢性的経過を呈した右側狭窄型虚血性大腸炎の1例.胃と腸,26：455-460,1991
4) 内藤裕史：腸間膜静脈硬化症と漢方生薬・山梔子との関係.日本医師会雑誌,142：585-591,2013
5) 八尾隆史,平橋美奈子：特発性腸間膜静脈硬化症の病態と鑑別診断.日本消化器内視鏡学会雑誌,54：415-423,2012
6) 渡辺哲郎,他：漢方専門外来の長期間通院患者における特発性腸間膜静脈硬化症罹患者に関する検討.日本東洋医学雑誌,67：230-243,2016
7) Watanabe K, Hyuga M, et al: Agonistic or antagonistic action of Kampo medicines used for menopausal symptoms on estrogen receptor subtypes, ER α and ER β. J Traditional Med, 23：203-207, 2006
8) 樋口 毅,他：更年期障害の諸症状に対する加味逍遙散,ホルモン補充療法の効果比較：無作為割付研究の結果より.日本女性医学学会雑誌,20：305-312,2012

Profile

前田ひろみ　Hiromi Maeda

所属：あおやまクリニック
専門：日本東洋医学会漢方専門医
2010年 日本医科大学卒業.初期研修修了後,福岡県飯塚市にある飯塚病院漢方診療科で4年間漢方漬けの日々を過ごし,今は愛知県名古屋市のど真ん中で日々漢方外来診療をしています.一生漢方医として世の中の役に立てたらいいなあと思っています.

第3章　もっと使いこなしてほしい漢方薬 〜食わず嫌いはもったいない〜

1　半夏瀉心湯

村井政史

漢方医のオススメ

① 半夏瀉心湯の有効な下痢があります．
② 半夏瀉心湯は口内炎にも活用できます！
③ 半夏瀉心湯は抗がん剤の副作用の軽減に役立ちます！

はじめに

半夏瀉心湯（はんげしゃしんとう）の「瀉心」とは，心窩部のつかえ感を取り除きスッキリさせることを意味し，食欲不振や胃もたれ，下痢など消化器症状に対して応用範囲の広い漢方薬ですが，口内炎や二日酔いなど消化器症状以外にも活用できます（図1）．また最近では，抗がん剤の副作用の予防薬としても注目されています．

本稿で半夏瀉心湯のイメージをつかんで，もっと使いこなせるようになりましょう．

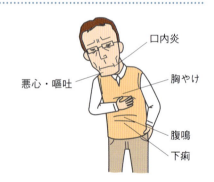

図1◆半夏瀉心湯の適応

1　半夏瀉心湯の解説

1）どのようなタイプの疾患に有効か？

半夏瀉心湯が有効な疾患には軽度の炎症を認めることが多いのですが，平熱の場合が多く，発熱はあっても微熱程度の場合がほとんどです．高熱を認めたり，腹痛が強かったり，下痢の回数がとても多かったりなど，症状の激しい場合にはあまり適しません．また，不安や不眠などの精神症状を伴う場合にも有効な場合があります．

2）腹部所見について

半夏瀉心湯が有効な場合の特徴的な腹部所見に，心窩部あたりの抵抗や圧痛を意味する心下痞鞕（しんかひこう）があります．腹部の診察を行わなくても半夏瀉心湯を投与することはできますが，興味のある方は後述の腹診コラム（Advanced Column）をご参照ください．

> **半夏瀉心湯の処方ポイント**
> 軽度の炎症を認める場合に適している．症状の激しい場合には適さない

❷ 半夏瀉心湯を使ってみよう！

1）食欲不振・胃もたれ

「瀉心」の意味である心窩部のつかえ感を取り除きスッキリさせることからも，食欲不振や食べ過ぎによる胃もたれによく効きます．昭和の漢方の大家である大塚敬節の治験例を以下に引用します[1]（原文のまま）．

胃が弱くて食がすすまず，不眠を訴える患者

24歳の男子，平素胃が弱く，食がすすまず，無理に食べると胃が張って苦しいという．それにいつも夢をみて，安眠ができない．

体格は中等度であるが，栄養状態はあまりよくない．舌をみると，白い苔が少しついている．腹診してみると，心下部にやや抵抗を感じ，心下痞鞕を軽く証明する．大便は1日1行ある．心下痞鞕というのは，みずおちがつかえてかたくなっている意味である．

私はこれに半夏瀉心湯を与えたが，これをのむと，胃がすいて気持ちがよいと言い，1カ月ほどたつと，比較的安眠できるようになった．約3カ月ほど服用した患者は，次のような手紙をよこした．

『この頃は，食事の量を多く増しても，胃の方はもたれなくなりました．お蔭様で胃の方が大分強くなりました．一杯のみましても，翌日はなんともありません．南京料理を思いきりたべてみましたが，翌日は何ともありませんでした．これもあれも先生の御蔭と感謝いたしております．』

この症例では，食欲不振だけではなく不眠も改善していました．漢方では心身一如といって心と身体を分けて考えません．漢方薬によって，身体症状のみならず精神症状も同時に改善されることをしばしば経験します．

鑑別処方には，六君子湯，人参湯，茯苓飲などがあげられます．六君子湯は，顔色不良で易疲労感を認める場合に有効です（第1章-4を参照）．人参湯は，六君子湯に適応が似ていますがより冷えの程度が強い場合に有効です．茯苓飲は，お腹が張って胸やけやゲップを認める場合に有効です．

Advanced Column

> **腹部所見：心下痞鞕**
> 漢方では腹部の診察は，患者に仰臥位で四肢を自然に伸ばしてもらって行います．心窩部のあたりを軽く押したときに，抵抗があったり痛みを認めたりすれば心下痞鞕があると診断し，半夏瀉心湯を投与する根拠の1つとなります．

> **処方例** 半夏瀉心湯（14）1回2.5 g，1日3回（毎食前）
>
> 六君子湯（43）1回2.5 g，1日3回（毎食前）
> 　顔色不良で易疲労感を認める場合．
>
> 人参湯（32）1回2.5 g，1日3回（毎食前）
> 　六君子湯に似るがより冷えの程度が強い場合．
>
> 茯苓飲（69）1回2.5 g，1日3回（毎食前）
> 　お腹が張って胸やけやゲップを認める場合．

2）下痢

　半夏瀉心湯は，腹痛がそれほど強くなく，腹中雷鳴（ふくちゅうらいめい）といってお腹がゴロゴロと鳴るようなタイプの下痢に有効です．また，過敏性腸症候群（irritable bowel syndrome：IBS）に伴う下痢に有効な場合があります．漢方界の重鎮である松田邦夫の治験例を以下に引用します[2]．これぞまさに半夏瀉心湯しかない，というような典型例です（原文のまま）．

> **下痢に半夏瀉心湯**
>
> 【症例】43歳，主婦．
> 【初診】昭和47年8月．
> 【既往歴】子宮筋腫．
> 【現病歴】数年来，胃がもたれる．げっぷが多い．下痢しやすい．下痢するときは，腹がごろごろする．牛乳を飲むと必ず下痢する．近医で胃X線検査を受け，胃炎といわれた．
> 【現症】初診時，腹診で心下痞鞕を認めた．脈，舌に異常はない．血圧112－60．
> 【経過】半夏瀉心湯を投与．
> 　同年12月（4カ月後），胃症状消失し，下痢しなくなった．牛乳を飲んでもなんともない，というので廃薬．その後も下痢することなく，好調である．
> 【考案】心下痞鞕と腹中雷鳴下痢を目標に半夏瀉心湯を用いて奏効したものである．

　この症例では，下痢だけではなく胃もたれやゲップも改善していました．漢方薬は体のバランスを整えることによって症状の改善を図ります．1つの漢方薬で複数の愁訴が改善することをしばしば経験します．

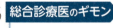
総合診療医のギモン

Q1. 過敏性腸症候群（IBS）にも半夏瀉心湯は有効ですか？

ギモンへの回答

Q1. 過敏性腸症候群（IBS）にも半夏瀉心湯は有効ですか？

Answer IBSは器質的異常を伴わない機能的疾患で，下痢や便秘などの腹部症状が持続します．IBSはその発症および増悪に心理的なストレスが影響することが多く，消化器症状に加えて精神症状に対しても用いられる半夏瀉心湯の得意とする疾患です．なお，半夏瀉心湯は特に下痢型のIBSに対して有効です．

漢方医学的ヒント ストレス　下痢型か便秘型か

　IBSはその発症および増悪に心理的なストレスが影響することが多いため，消化器症状のみならず精神症状に対しても同時に作用する半夏瀉心湯が有効なタイプのIBSも存在します．腹痛がそれほど強くなくお腹がゴロゴロと鳴るような，特に下痢型のIBSに対して有効です．また，半夏瀉心湯以外にIBSに対して用いられる漢方薬には，四逆散，大柴胡湯，柴胡桂枝湯，柴芍六君子湯などがあげられ，これらの漢方薬には共通して抗ストレス作用を持つ柴胡という生薬と，筋肉の緊張に伴う痛みに対して鎮痛作用のある芍薬という生薬が含まれています．四逆散は緊張して手のひらに汗をかきやすい方で，特に下痢型のIBSによく用いられます．そのほか，大柴胡湯は比較的体格がガッチリした便秘傾向のものに，柴胡桂枝湯は体格が華奢で腹痛の強いものに，柴芍六君子湯は食欲が低下して元気がないものに選び用います．

処方例
半夏瀉心湯（14）1回2.5 g，1日3回（毎食前）
　お腹がゴロゴロと鳴って下痢をする場合．
四逆散（35）1回2.5 g，1日3回（毎食前）
　緊張して手のひらに汗をかきやすく下痢をする場合．
大柴胡湯（8）1回2.5 g，1日3回（毎食前）
　体格がガッチリして便秘傾向の場合．
柴胡桂枝湯（10）1回2.5 g，1日3回（毎食前）
　体格が華奢で腹痛が強い場合．
柴芍六君子湯（エキス製剤での代用方法）
→四逆散（35）1回2.5 g ＋ 六君子湯（43）1回2.5 gで代用可，1日3回（毎食前）
　食欲が低下して元気がない場合．

3）抗がん剤などの副作用による下痢

　イリノテカン塩酸塩（CPT-11）は，トポイソメラーゼI阻害による核酸合成阻害作用を有する抗がん剤でさまざまながんに用いられますが，下痢の副作用が高頻度に認められるため注意を要します．下痢には，CPT-11の投与と同時に起こる早発性のものと，その後に発現する

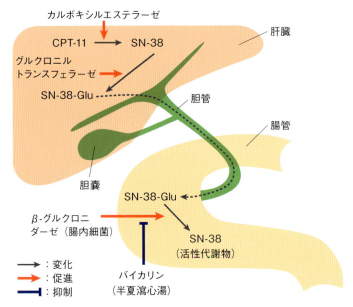

図2 ◆ CPT-11による遅発性下痢を，半夏瀉心湯が予防する作用機序

遅延性のものとがあります．早発性の下痢はCPT-11がコリンエステラーゼを阻害することにより過剰となったアセチルコリンが副交感神経を刺激して生じると考えられており，抗コリン薬で対処されます．遅発性の下痢はCPT-11の活性代謝物SN-38の腸管への直接障害によるとされており，半夏瀉心湯で予防が可能な場合があります[3〜6]（図2）．CPT-11は肝臓でカルボキシルエステラーゼによりSN-38となった後，一度グルクロニルトランスフェラーゼによって不活化されたSN-38-Gluになります．SN-38-Gluは胆汁経由で腸管へ排泄され，腸内細菌のβ-グルクロニダーゼにより再び活性代謝物SN-38となります．半夏瀉心湯に含まれる黄芩の主要成分のバイカリンはβ-グルクロニダーゼ阻害作用を有し，SN-38-Gluの分解を阻害することによってSN-38の腸内での再生成が抑制されるため，下痢が予防されると言われています．

また，メシル酸イマチニブ（グリベック®）は慢性骨髄性白血病に用いられる分子標的治療薬で，頻度は高くありませんが下痢を引き起こすことがあります．このメシル酸イマチニブの副作用である下痢に，半夏瀉心湯が有効との報告がありました[7]．消化管の筋層には，腸管運動に重要な働きをもつカハール介在細胞（intestinal cells of cajal：ICC）が存在しています．このICCをメシル酸イマチニブが障害することによって下痢が発症し，半夏瀉心湯はICCの機能障害を改善させることで止痢効果を発揮する可能性があると言われています．

> **処方例** 半夏瀉心湯（14）1回2.5 g，1日3回（毎食前）
> 抗がん剤治療の3日ほど前から服用すると，より効果的です．

4）口内炎

　半夏瀉心湯に含まれる生薬の黄連には抗菌・抗炎症作用のあるベルベリンが含まれており，古くから口内炎に用いられてきました．口内炎に用いられる主な漢方薬について成書を調べますと，半夏瀉心湯のほかには黄連解毒湯や三黄瀉心湯など，やはり清熱作用や抗菌作用のある漢方薬が多くなっていました[8〜11]．口内炎にはまず半夏瀉心湯を第一選択とし，半夏瀉心湯が無効で便秘がない場合には黄連解毒湯を，便秘がある場合には三黄瀉心湯を選ぶとよいでしょう．

　また，口内炎は放射線治療や抗がん剤治療の副作用でも出現することがあり，患者さんのQOLを損なう場合があります．永井らは，頭頸部の悪性腫瘍への放射線治療によって口内炎を生じた5例に対して半夏瀉心湯を投与し，3例で改善したと報告しています[12]．Konoらは，転移性大腸がんへの抗がん剤治療によって口内炎を生じた14例に対して，半夏瀉心湯の含漱と口内炎患部への綿球を用いた塗布により，13例で改善したと報告しています[13]．2017年2月には，漢方製薬メーカーによる半夏瀉心湯の使用上の注意が，「口内炎に対して本剤を使用する場合は，口にふくんでゆっくり服用することができる」と改訂されました．口内炎に対しては，口にしばらく含んでから服用した方が，患部への直接的な効果も期待できるようです．

> **処方例** 半夏瀉心湯（14）1回2.5g，1日3回（毎食前）
> 　　　口にしばらくふくんでから服用すると，より効果的です．
> 　　　黄連解毒湯（15）1回2.5g，1日3回（毎食前）
> 　　　半夏瀉心湯が無効で便秘がない場合．
> 　　　三黄瀉心湯（113）1回2.5g，1日3回（毎食前）
> 　　　半夏瀉心湯が無効で便秘がある場合．

5）二日酔い（予防も含めて）

　お酒に酔うと顔面が紅潮し，飲み過ぎるとつらい二日酔いが待っています．江戸時代の『類聚方広義』という書物には，三黄瀉心湯は二日酔いを覚ます妙薬であるとの記載がありますが[14]，飲酒前の服用で酔い自体も抑える働きがあるようです．三黄瀉心湯には瀉下作用のある大黄という生薬が含有されているため，大黄が含有されていない黄連解毒湯の方がよく用いられます．しかし，三黄瀉心湯や黄連解毒湯には強力に体を冷ます作用があるため，冷え性の人が服用すると体調を崩してしまいます．ビールなどの冷たい飲み物を飲むとお腹が痛くなったり下痢をしたりしてしまう人には，冷ます生薬に加えて温める生薬も一緒に含まれている半夏瀉心湯の方が適しています．二日酔いの予防にはまず黄連解毒湯を第一選択とし，冷え性の人は半夏瀉心湯を服用するとよいでしょう．なお，便秘の人は黄連解毒湯よりも三黄瀉心湯の方がよいでしょう．

　また二日酔いになると，のどが渇いて頭痛がしたり，浮腫んだりしますが，このような症状には五苓散がよく効きます．

> **処方例** 黄連解毒湯（15）1回2.5g（飲酒前もしくは飲酒後に服用）
> 　第一選択．
> 　半夏瀉心湯（14）1回2.5g（飲酒前もしくは飲酒後に服用）
> 　冷え性の人．
> 　三黄瀉心湯（113）1回2.5g（飲酒前もしくは飲酒後に服用）
> 　便秘の人．
> 　五苓散（17）1回2.5g（飲酒前もしくは飲酒後に服用）
> 　頭痛がしたり，浮腫んだりする場合．

❸ 半夏瀉心湯をもっと知ってもっと効かせる！ ～発展的内容～

1）瀉心湯とは

　漢方薬の名前に「瀉心」が付くものには半夏瀉心湯のほかに，❷-4）の口内炎や❷-5）の二日酔いでも出てきた三黄瀉心湯や，❸-2）～3）で説明する生姜瀉心湯や甘草瀉心湯などがあり，黄連と黄芩という生薬が共通して含まれています．ちなみに❷-4）の口内炎や❷-5）の二日酔いでも出てきた黄連解毒湯にも黄連と黄芩が含まれていますが，名前に「瀉心」はつきません（図3）．

　半夏瀉心湯は7つの生薬から構成されていますが，そのうち黄連と黄芩には体を冷ます作用や抗炎症作用がある一方，乾姜には体を温める作用があります（図4）．半夏瀉心湯は，冷ます生薬と温める生薬が一緒に含まれている，おもしろい漢方薬です．

2）胸やけやゲップに生姜瀉心湯

　生姜瀉心湯は，半夏瀉心湯に含まれている乾姜という生薬の量を減らしかつ半夏瀉心湯には含まれていない生姜という生薬を加えており，半夏瀉心湯と似たような症状によいのですが，胸やけやゲップのある場合にはこちらの方が有効です．半夏瀉心湯を投与しても胸やけやゲッ

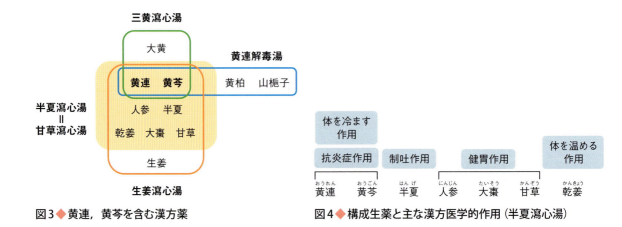

図3 ◆ 黄連，黄芩を含む漢方薬　　図4 ◆ 構成生薬と主な漢方医学的作用（半夏瀉心湯）

表1 ◆ 半夏瀉心湯と,その類似処方の生姜瀉心湯と甘草瀉心湯の特徴

方　剤	主な適応疾患	エキス製剤
半夏瀉心湯	食欲不振,胃もたれ,下痢	あり
生姜瀉心湯	胸やけ,ゲップ	なし(代用可)
甘草瀉心湯	激しい下痢,精神症状	なし(代用可)

プが改善しない場合には,生姜瀉心湯へ変更するとよいでしょう.

　生姜瀉心湯には医療用エキス製剤はありませんが,半夏瀉心湯にショウガひとかけ(親指の第一関節までの大きさくらい)をすりおろしたもの,もしくはショウガのチューブ製品大さじ1杯くらいを加えることによって,生姜瀉心湯に近い効果が期待できます(表1).

> **処方例** 生姜瀉心湯(エキス製剤での代用方法)
> →半夏瀉心湯(14)1回2.5gにショウガひとかけをすりおろしたもの,もしくはショウガのチューブ製品大さじ1杯くらいを加えて代用可.1日3回(毎食前)

3)激しい下痢や精神症状に甘草瀉心湯

　甘草瀉心湯は,半夏瀉心湯に含まれている甘草という生薬の量を増やしており,下痢の回数が多く症状が激しい場合には,半夏瀉心湯よりもこちらの方が有効です.半夏瀉心湯を投与しても下痢が改善しない場合には,甘草瀉心湯へ変更するとよいでしょう.

　また半夏瀉心湯は精神症状にも用いられますが,甘草瀉心湯はより重い精神症状に有効です(表1).江戸時代の漢方家である中神琴渓の治験例(生々堂治験)を以下に引用いたします[15].

> **夢遊病と憑依症(つきもの)**
> 　近江の国大津の人が来て,秘かに先生に語っていう.私に16歳の1人娘があって既に婚約をしているが,この娘には奇病がある.毎夜家の者が寝静まると,秘かに起き出でて踊り出すのである.その舞踊のさまは,まことに絶妙閑雅で,恰も名妓の舞いに似ている.私は隠れてこれを盗み見ているが,舞いはいつも同じではなく,曲を変えて踊っている.時間が来ると止めて床に就くのであるが,明朝は常の如く起きて普通の人と変わりがない.本人にきいてみても少しも記憶がない.狐狸のわざかと祈禱などもしたが治らない.婚家に知れたら恐らく破談になるであろうと心配で先生の治療を頼みに来たという.
> 　先生きいてこの証は即ち狐惑病(精神病の一種,この場合は夢遊病)である.診察の後,甘草瀉心湯を与えたところ,数日にしてこの奇病は治し,無事結婚し子を生んだ.

　実際にこのような症例を診ることは稀だと思われますが,元山も夢遊病に甘草瀉心湯を投与して奏効した症例を報告しています[16].精神症状を認める症例で,西洋医学的な診断や治療が難しいものに使ってみるとよいでしょう.

甘草瀉心湯には医療用エキス製剤はありませんが，半夏瀉心湯に甘草湯を加えることによって，甘草瀉心湯に近い効果が期待できます．

> **処方例** 甘草瀉心湯（エキス製剤での代用方法）
> →半夏瀉心湯（14）1回2.5 gに甘草湯（EK-401）1回1〜2 g（1包2 g）を加えて代用可．1日3回（毎食前）

総合診療医のギモン
Q2．吃逆にも半夏瀉心湯が効くと聞いたことがありますが本当ですか？

漢方医学的ヒント まずは半夏瀉心湯　吃逆の原因は？

Q2への回答

吃逆には民間療法として柿の蔕が用いられてきましたが，これに丁字と生姜という生薬を加えた柿蔕湯の方がより効果的です[17]．しかし柿蔕湯には医療用エキス製剤がないため処方することが難しいと思われ，まずは半夏瀉心湯を投与してみるとよいでしょう．

そのほか，横隔膜の痙攣が原因の吃逆には芍薬甘草湯が，冷えが原因の吃逆には呉茱萸湯が有効な場合があり，それぞれ試してみるとよいでしょう．

> **処方例** 半夏瀉心湯（14）1回2.5 g，1日3回（毎食前）
> 　　医療用エキス製剤での第一選択．
> 芍薬甘草湯（68）1回2.5 g，1日3回（毎食前）
> 　　冷えが原因の場合．
> 呉茱萸湯（31）1回2.5 g，1日3回（毎食前）
> 　　横隔膜の痙攣が原因の場合．

４ 半夏瀉心湯のまとめ

▶ この漢方薬を一言で

「心窩部のつかえ感を取り除きスッキリさせる」

▶ 主な適応

食欲不振・胃もたれ，下痢，口内炎

◆ 文 献

1)「漢方診療三十年」(大塚敬節/著), pp177-178, 創元社, 1959
   ▶ 昭和初期の症例を集めたものですが, 現在も色褪せておらず参考になります.
2)「症例による漢方治療の実際」(松田邦夫/著), pp75-76, 創元社, 1992
   ▶「漢方診療三十年」を読破された方は, 疾患別にまとまったこちらをどうぞ.
3) 坂田 優, 他:塩酸イリノテカン(CPT-11)の下痢に対する半夏瀉心湯(TJ-14)の臨床効果. 癌と化学療法, 21:1241-1244, 1994
4) Takasuna K, et al:Protective effects of kampo medicines and baicalin against intestinal toxicity of a new anticancer camptothecin derivative, irinotecan hydrochloride (CPT-11), in rats. Jpn J Cancer Res, 86:978-984, 1995
5) Mori K, et al:Preventive effect of Kampo medicine (Hangeshashin-to) against irinotecan-induced diarrhea in advanced non-small-cell lung cancer. Cancer Chemother Pharmacol, 51:403-406, 2003
6) 中山季昭:大腸癌化学療法における副作用対策と患者指導. 日本大腸肛門病会誌, 67:919-927, 2014
7) 地野充時, 他:メシル酸イマチニブの副作用である下痢に半夏瀉心湯が有効であった一例. 日本東洋医学雑誌, 59:727-731, 2008
8)「漢方概論」(藤平 健, 小倉重成/著), pp316-319, 創元社, 1979
   ▶ 漢方の基本的な考え方が理解できます. 中級者向けです.
9)「漢方処方 応用の実際 第6版」(山田光胤/著), pp33, 78, 83, 92, 110, 172, 197, 251, 南山堂, 2000
10)「漢方診療医典 第6版」(大塚敬節, 他/著, 矢数道明, 大塚恭男/改訂編), pp238-240, 南山堂, 2001
11)「専門医のための漢方医学テキスト」(日本東洋医学会学術教育委員会/編), pp152, 南江堂, 2010
12) 永井愛子, 他:放射線治療に伴う腸炎・口内炎に対する半夏瀉心湯有効例とその検討. 日本東洋医学雑誌, 65:108-114, 2014
13) Kono T, et al:Topical Application of Hangeshashinto (TJ-14) in the Treatment of Chemotherapy-Induced Oral Mucositis. World J Oncol, 1:232-235, 2010
14)「類聚方広義解説」(藤平 健/主講, 藤門医林会/編), pp410-414, 創元社, 1999
   ▶ 古典を現代用語で解説しており, 読みやすくなっています. 上級者向けです.
15)「臨床応用 漢方処方解説(増補改訂版)」(矢数道明/著), pp506-510, 創元社, 1981
   ▶ よく用いられる漢方処方を詳しく解説しています. 中級者向けです.
16) 元山幹雄:甘草瀉心湯が奏効した睡眠時遊行症(夢遊病)の一症例. 日本東洋医学雑誌, 46:761-764, 1996
17)「漢方概論」(藤平 健, 小倉重成/著), pp176-178, 創元社, 1979

Profile
村井政史 Masafumi Murai
所属:北海道漢方医学センター附属 北大前クリニック

現在故郷である北海道で, 北海道大学名誉教授の本間行彦先生のもと, 北海道漢方医学センター附属北大前クリニックで勤務させていただいております.
漢方研修は, 富山大学和漢診療科の嶋田豊教授のもとでスタートし, その後は飯塚病院漢方診療科で三潴忠道先生(現 福島県立会津医療センター)に師事させていただきました.
専門は, もともとは消化器内科でしたが現在は漢方医であり, 小児から老人まで, 疾患もメンタルや皮膚も含め, 漢方薬での治療を希望されるならどなたでも診察しております.

第3章　もっと使いこなしてほしい漢方薬　〜食わず嫌いはもったいない〜

2　五苓散

後藤雄輔

漢方医のオススメ

① 雨降り前の頭痛といえば五苓散！
② 嘔吐下痢症にも五苓散が使えます！
③ その他，めまい，浮腫，二日酔いなど五苓散の活用を知っておくと便利です！

漢方医学的ヒント　尿が少ない　　口渇　　雨降り前の体調不良

はじめに

　五苓散（ごれいさん）といえば漢方薬のなかで汎用性のある処方ではないでしょうか．しかしながら，適応疾患が多彩なだけでなく目標とする症状が他の漢方薬と重複するものが多く，その使い分けに苦しむことが多々あります．本稿では，五苓散の特徴と適応について他の処方と対比しながら述べたいと思います．

本稿の目標
　漢方医学的な「水」の異常（水毒：すいどく）の特徴を知り，五苓散を活用できるようになる．

1　五苓散の解説

1）水毒と利水薬

　血液以外の体液が本来あるところに過剰に存在する病態，もしくは本来ないところに存在する病態を「**水毒（もしくは水滞：すいたい）**」といいます．具体的には，胸水，腹水，関節腫脹，浮腫などの水の貯留と尿量減少や唾液，鼻水，発汗などの水の分泌異常などの徴候があります（**図1**）．寺澤はその症候から診断基準を作成しています（**表1**，第2章-1を参照）[1]．水毒を治療する薬は利水薬と呼ばれ，代表的なものに五苓散，真武湯（しんぶとう），猪苓湯（ちょれいとう），苓桂朮甘湯（りょうけいじゅつかんとう），苓姜朮甘湯（りょうきょうじゅつかんとう）などがあります．

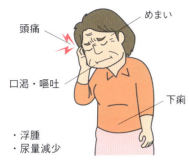

図1◆五苓散の適応

表1◆水滞スコア

身体の重い感じ	3	悪心・嘔吐	3
拍動性の頭痛	4	グル音の亢進	3
頭重感	3	朝のこわばり	7
車酔いしやすい	5	浮腫傾向・胃部振水音	15
めまい・めまい感	5	胸水・心のう水・腹水	15
立ちくらみ	5	臍上悸*	5
水様の鼻汁	3	水瀉性下痢	5
唾液分泌過多	3	尿量減少	7
泡沫状の喀痰	4	多尿	5

診断基準：総計13点以上を水滞とする．
＊臍上悸（せいじょうき）：臍部を軽按して触知する腹大動脈の拍動亢進

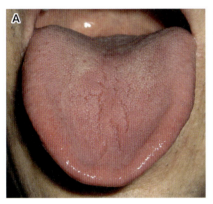
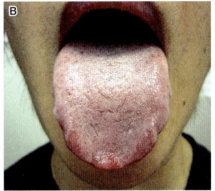

図2◆水毒患者の舌所見
A：正常な舌
B：水毒の舌．腫大，歯痕（辺縁のギザギザ）

> **ここが水毒のポイント**
> ・症状 …頭痛，めまい，口渇，こわばり，浮腫，下痢，動悸，耳鳴り，腹鳴，身体が重だるい
> ・増悪因子 …雨降り前の気圧が低下するとき
> ・身体所見 …心窩部がチャプチャプ（胃部振水音），舌の辺縁が歯型でギザギザ（図2）

2）五苓散の薬理

a）五苓散の働き

　五苓散は漢方の古典的バイブルともいわれている『傷寒論』に登場する漢方薬で，沢瀉・猪苓・茯苓・朮〔白朮もしくは蒼朮（Advanced column）〕（この4種の生薬による構成を四苓湯といいます）に桂皮が加わった5種類の生薬で構成されています（図3）．その働きは消化管内の水の血中への吸収を促進させるとともに，浮腫などの組織中の過剰な水を血中に移動させる

ことで血管内の脱水を解消します．そして，腎臓に作用することで尿量を増加させます．また，発汗により皮膚の過剰な水分を体外に排泄します．**「体内の水の分布異常を是正」する漢方薬**と言えます（図4）．

b）利尿薬と利水薬の違い

体内の過剰な水分を尿中に排泄する薬として一般的なのはフロセミドなどの**利尿薬**です．利尿薬は尿細管での水・電解質の再吸収を阻害することで体内の水を尿中へ排泄します．利尿作用が得られると，血中の水は減少し，組織中から血中への水の移動がない限り血管内は脱水の状態となってしまいます．利尿薬使用中に電解質異常や脱水による腎機能低下をきたすことはよく経験します．

これに対し**体内の水の分布異常を是正**するのが**利水薬**です．五苓散は消化管内と組織中から血中へ水を移動させるため，血管内の水はむしろ増え，腎血流量が増えることで利尿作用をもつと考えられます．動物

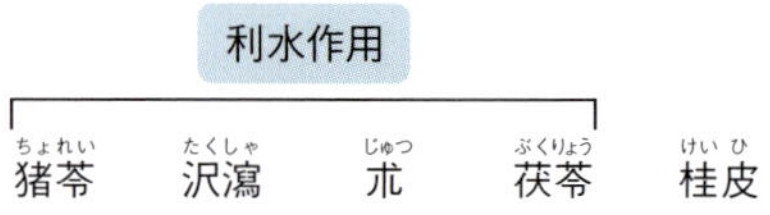

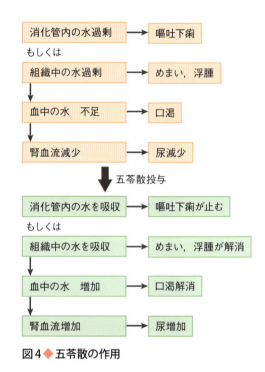

図3◆構成生薬と主な漢方医学的作用（五苓散）

図4◆五苓散の作用

Advanced Column

五苓散の生薬解説（図3）

- **【茯苓】** 利尿作用および尿中へのNa，K，Clの排泄を促進させます．尿細管での再吸収を抑制している可能性があります[12]．また，浮腫・腹水・消化管内の多量の水分貯留などの病的な状態で顕著な利尿作用を認めます．浮腫や体内，消化管の過剰な水を血中に吸収し，そのため利尿が起こるのではないかと考えられています[13]．
- **【朮】** 尿中へのNa，K排泄促進作用が報告されていて[12]，茯苓と同様に消化管内や組織中の水を吸収する作用があると考えられています．朮には蒼朮と白朮があり，蒼朮は水を移動させる作用（利水作用）が強いのですが，胃障害をきたすこともあります．これに対し，白朮の利水作用はマイルドですが，胃の働きをよくすると言われています．五苓散中の朮は，ツムラ，JPS，本草は蒼朮で，他社は白朮を採用しています．
- **【猪苓・沢瀉】** 利尿作用が強いのが特徴です．尿細管での再吸収を抑制している可能性があります[12]．
- **【桂皮】** 末梢血管や腎血管を拡張します．体表では皮膚温を上昇させ，発汗を促します．悪寒発熱時に五苓散を用いると多量の発汗をみることがあります．また，浮腫の部位においては血液循環を促進させることで水の血中への吸収を促進し，腎臓においては利尿を促進させます[12, 13]．桂皮は茯苓・朮・猪苓・沢瀉の働きを補助していると考えられています．

実験では，五苓散は浮腫傾向の病態では尿量を増やす一方，脱水状態においては尿量を増加させないという報告[2]や，尿量増加に伴う電解質濃度変化への影響は少ないとの報告[3]もあります．

❷ 五苓散を使ってみよう！

1）頭痛・めまい

頭痛に対しては解熱鎮痛薬，めまいに対しては抗めまい薬の使用やエプリー法（浮遊耳石置換法）が一般的ですが，ある種の頭痛・めまいに対しては五苓散も有効です．

a）五苓散が適する頭痛

五苓散が力を発揮するのは**雨降り前に症状が悪化する頭痛**です．灰元らは慢性頭痛の発症が移動性低気圧と関連があり，五苓散がこの頭痛に有効であるという疫学研究の報告をしています[4]．**頭痛が起こるタイミングは雨降り前の気圧が低下する変化の過程で，気圧が下がってしまって一定となってしまえば軽快します．梅雨の時期は頭痛よりもむしろ身体が重い感覚，神経痛，関節痛などの症状を呈することが多いようです．**また，天候の変化に伴ってめまいを呈する患者さんもよく目にします．水毒の状態では内耳や神経周囲の局所に微小な浮腫が起こりやすく，気圧や湿度の変化に反応しているのではないかと考えられています．

b）五苓散が適するめまい

めまいも漢方医学的には水毒による症状と考えます．「立てば苓桂，回れば沢瀉，歩くめまいは真武湯」[5]と言われるように，めまいに用いる漢方薬には苓桂朮甘湯，沢瀉湯，真武湯があります．沢瀉湯はエキス製剤がありません．沢瀉湯は沢瀉と朮の2種類の生薬で構成されていますので，エキス製剤ではこの2種類の生薬を含む五苓散が回転性めまいに対して沢瀉湯の代わりに使用されます．

第3章-3のめまいの鑑別も参考にしてください．若年者で朝の体調不良を訴えるもののなかに起立性調節障害があります．山本は「回転性めまい，肩こりと頭痛，心悸亢進，倦怠感およ

Advanced Column

五苓散の薬理学

五苓散にはアクアポリンを阻害する作用があることがわかってきています．アクアポリン（AQP）は細胞膜表面にあるチャネルタンパク質で，浸透圧勾配に従って水を選択的に通過させます．全身にはAQP0〜AQP12の13種類のアクアポリンのアイソフォームが見つかっており，なかでも腎臓にあるAQP1，2あるいはAQP3のノックアウトマウスでは尿量増加を認め，血液脳関門にあるAQP4のノックアウトマウスでは脳梗塞モデルにおいて脳浮腫を起こしにくいことが報告されています[14]．蒼朮と猪苓はアクアポリンの抑制活性が高く，AQP4を強く抑制します．このため五苓散には脳浮腫軽減効果があると考えられます．その他，炎症が起こると血管透過性が亢進し，水が異常な方向に動きますが，アクアポリンが存在する場所では炎症が起こりやすいと言われています．桂皮はアクアポリンがある細胞に対しては抗炎症作用があり，蒼朮と猪苓で水の動きの異常を止めることで五苓散が慢性硬膜下血腫に有効に働く可能性があります[15]．

び易疲労性，朝が苦手で夜は調子がよい」の5つを特徴とし，「フクロー型」と提唱しています[6]．これには苓桂朮甘湯が著効することが珍しくありません．

 めまいの鑑別処方
- 起立時のめまい …苓桂朮甘湯
- 回転性のめまい …沢瀉湯（五苓散エキスで代用）
- 浮動性のめまい …真武湯

処方例 五苓散（17）1回2.5 g，1日3回（毎食前）14〜28日分
お湯に溶いたエキス製剤の内服が困難な場合は五苓散料エキス錠（クラシエ EKT-17）がある．

症例1（雨降り前の頭痛）

37歳男性．幼少時は車酔いになることが多く，10歳代の頃より悪天候時に気分がスッキリしない自覚があった．雨降り前には頭を締め付けられるような感覚と頭痛があり，大きな音が不快に感じるなどの症状で受診した．身体が何となく重く，足が時々むくむ．舌は腫大し，辺縁がギザギザ（歯痕）．

【経過】
五苓散1回2.5 g，1日3回（毎食前）を服用開始．
1カ月後，身体が軽くなった．天候に左右される体調変化が少なくなり，2カ月で定期的な服用は終了した．以後は雨降り前の体調変化を自覚した際に五苓散を頓服し，好調となった．

c）頭痛・めまいに用いるその他の漢方薬

頭痛，嘔吐があり，心窩部のつかえ，手足の冷えがある場合には呉茱萸湯が適します．この場合は強い頭痛があり，嘔気があるが，吐物は多くありません．かき氷のような冷たい物を摂取した後に起こるような頭痛と様式が似ています．呉茱萸湯は腹部を温める生薬を多く含み，これにより頭痛を改善させます．非常に苦くて飲みにくい薬ですが，呉茱萸湯が合う病態の患者さんにとっては必ずしも飲みにくい味ではないようです．

悪寒や発熱，鼻汁などの感冒症状を伴う頭痛には川芎茶調散が適し，虚弱で胃腸が弱く手足が冷える人の頭痛，めまい，嘔吐には半夏白朮天麻湯がよいでしょう．中年以降の慢性の頭痛で，頭重感を伴い，動脈硬化がある人の頭痛には釣藤散がよいことがあります．釣藤散は脳底動脈を拡張させることで脳血流を増加させている可能性があります[7]．

 頭痛の鑑別処方
呉茱萸湯 …嘔気を伴う，手足が冷たい人．冷たい物の摂取後の頭痛に似ている

2）嘔吐下痢症

a）五苓散が適する嘔吐・下痢

五苓散が適する嘔吐・下痢は次の通りです．

> ① 嘔吐：大量で，嘔気を伴わず，噴水のように胃液を吐出して，吐いた後はスッキリする
> ② 咽が渇く：飲んでも飲んだ以上の量を吐き，いくら飲んでも咽の渇きは解消しない
> ③ 水様の下痢：茶色からしだいに白色へと変わる，小腸性の下痢
> ④ 尿量減少
> ⑤ 悪寒や発熱を伴うことがある

以上の①〜⑤は冬季のウイルス性胃腸炎に特徴的な症状です．五苓散が適応となる症状は便臭はあまりなく，しぶり腹もありません．これらがある場合は後述の黄芩湯 ❷-2)-e) をご参照ください．この場合は急性疾患のため，舌の辺縁がギザギザになる歯痕をはじめとする水毒の徴候はなくても構いません．ロタウイルスはエンテロトキシン様活性をもつタンパクが水の細胞外への分泌を亢進することが知られており[8]，その他のウイルスでも消化液の分泌が亢進している可能性があります．**五苓散が適する嘔吐・下痢の病態は「消化管の吸収障害」および「消化液の分泌亢進」**と言えます．嘔吐と下痢は消化管内の**水の過剰**により起こり，消化管からの水の吸収障害のため，**血管内の水は減少（脱水）**し，そのため**口渇と尿産生低下**が起こります．**舌苔はないか**，もしくは**白苔**となります．また，**発汗**していることもあります．このような状態で五苓散を使用すると，消化管からの水の吸収を促進することにより①〜⑤が改善します．作用は比較的すみやかで，投与後15分経っても嘔吐しない場合は著効することが多いです．もし15分以内に嘔吐した場合はさらにもう1回服用し，これを嘔吐が止むまでくり返します．

> **五苓散の処方ポイント（嘔吐下痢症）**
> ・口渇 …飲んでも解消されない口渇
> ・噴水様の嘔吐 …悪心を伴わず，急に嘔吐する
> ・水様下痢 …だんだんと白色の水様下痢になる
> ・尿量減少 …尿の量も回数も少なく，出ても濃縮尿

症例2（小児の嘔吐下痢症）

7歳男児．冬のある日，食欲不振を訴えた後，急に嘔吐した．その後，吐き気は伴わない嘔吐が数回あり，吐物の性状が水様になった．口渇があり水分を摂取するが，すぐに吐いてしまい，飲んでも口渇が解消されなかった．吐き気を催してから吐くまでの時間が短く，トイレまで間に合わない．尿はあまり出ず，軽い寒気があり，体温は38.0℃だった．

【経過】
五苓散2.5gを湯に溶いて冷まして服用したが，その数分後に再び嘔吐した．五苓散2.5gを少量ずつ15分かけて服用し，嘔吐が止んだ．その2時間後に五苓散2.5gを服用し，口渇はなくなり，尿が出るようになった．経過中，下痢は数回あったが，それも嘔吐とともになくなった．

b）下痢に用いるその他の漢方薬① 人参湯

　人参湯が適するのは，**冷え症**で**虚弱**な方です．冷えた胃や末梢から還流してくる冷たい血液により腸が冷え，腸運動が亢進することにより水の吸収が不十分となり，結果として**下痢**になります．症状は，**お腹が冷えて胃が痛み**，**食欲不振や胃部停滞感を伴い**，**手足が冷えて頭重・悪心・嘔吐を伴う**こともあります．**下痢にもかかわらず，唾液分泌や尿量が多い**のが特徴です．これは冷えて末梢血管が収縮することで発汗低下し，静脈還流量が増えた結果と考えられます．乾姜により身体を内部から温め，冷えを改善します．ウイルス性胃腸炎を五苓散で治療後に嘔吐，口渇が改善し，尿量増加したにもかかわらず下痢のみ続く場合は人参湯がよい場合があります．

c）下痢に用いるその他の漢方薬② 真武湯

　真武湯も**冷え症**で**虚弱な方の下痢**に適します．しかしながら，その病態は尿中への水分の排泄障害で，**体内に水が貯留し**，**浮腫や胃内停水**，**四肢は重だるく痛み**，めまいや動悸を伴い，消化管への水の分泌が亢進する形で**下痢**になると考えられます．この場合，食欲には問題がなく，排便後はスッキリしていることが多いようです．

　五苓散，人参湯，真武湯の鑑別については（表2）を参照してください．

d）下痢に用いるその他の漢方薬③ 猪苓湯

　猪苓湯は利水薬の1つで排尿痛や血尿，残尿感などの膀胱炎症状のうち細菌感染を伴わないものに用いることが多いですが下痢にも活用できます．構成生薬は五苓散と重複するものが多く，共通する作用もあります（図5，第3章-3を参照）．

　猪苓湯が適する症状には嘔吐，下痢，水を飲んでも解消されない口渇，尿産生低下があります．これは消化管の水の吸収低下によるもので，ここまでは五苓散と共通しています．五苓散と異なるのは**暑がり**，**胸苦しく眠ることができない**ところです．身体に熱がこもっているため，舌は紅い色となり，黄色い苔があります．脱水の状態で，消化管以外への水分の貯留はありません．

　体内の熱があり猪苓湯の構成は茯苓，猪苓，沢瀉，滑石，阿膠で，五苓散の朮・桂皮の代わ

表2◆下痢に用いる処方：五苓散・真武湯・人参湯の鑑別

	五苓散	真武湯	人参湯
尿量	↓	↓	↑
血色	良好	不良	不良
胃内停水	＋	＋	＋
冷え	−	＋	＋
虚弱	−	＋	＋
口渇	＋	−	−，唾液過多

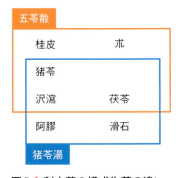

図5◆利水薬の構成生薬の違い

りに滑石・阿膠が入っています（図5）．消化管から水の吸収を促し，内部の熱を冷まし，尿産生を促進します．消化管中の水が過剰な場合はこれで脱水が解消されます．脱水時の高張性の濃縮尿による膀胱刺激に対して，尿を希釈させることでこれを和らげます．また，阿膠による止血効果もあります．この場合は消化管に余剰な水分がないため，水分の経口摂取を行い脱水の進行を防ぐ必要があります．

e) 下痢に用いるその他の漢方薬④ 黄芩湯

炎症が強く，発熱，腹痛，下痢の場合は黄芩湯が有効です．黄芩湯が適する下痢は，便臭が強く，排便時のしぶり感や灼熱感を伴う腹痛があります．これらの症状の背景には消化管の炎症と痙攣があります．黄芩湯の構成は黄芩，芍薬，甘草，大棗で，黄芩は抗炎症作用があり，芍薬＋甘草（＝芍薬甘草湯）は鎮痛および鎮痙作用があります．大棗は黄芩の苦味を緩和するため，小児でも飲みやすい味になっています．ノロウイルスに伴う嘔吐下痢症で，より炎症が強いものにも有効です．

f) 下痢に用いるその他の漢方薬⑤ 半夏瀉心湯

半夏瀉心湯は，急性期を過ぎて，腹痛がそれほど強くなく，お腹がゴロゴロと鳴るようなタイプの下痢に有効です（第3章-1を参照）．

3）浮腫

五苓散は全身性の浮腫に用いることができます．全身の余剰な水を血中に吸収して排泄するため，皮下や筋肉内の余剰な水分を吸収します．現代医学的には利尿薬の適応のない浮腫に対しても用いることができます．古くから小児の陰嚢水腫などの限局性の浮腫にも応用されています[3]．月経前のむくみやすい時期に水毒症状が悪化することがあります．このような時期に五苓散を使用することで月経前の浮腫や不快な水毒症状を抑えることができます．炎症を伴う浮腫には越婢加朮湯，熱がこもっている病態やじんましんには茵蔯五苓散，冷えがあれば真武湯（第3章-3を参照）などが適しています．

4）慢性硬膜下血腫

総合診療医のギモン

Q1. 慢性硬膜下血腫術後に長期内服する症例をよくみますが，飲み続ける必要はありますか？

慢性硬膜下血腫に対しても五苓散が使用されます．五苓散はアクアポリンを介して硬膜下血腫の吸収を促進させると考えられています．この場合，効果発現までは3〜4週間の経過観察が必要だとされています[9]．山田らは硬膜下血腫への五苓散とトラネキサム酸の併用療法について報告しています[10]．Yasunagaらは硬膜下血腫の診断後，手術が必要な症例でも不要な症例でも五苓散の使用を勧めており，経過中に血腫増大傾向があれば止血のためトラネキサム酸を併用し，血腫消退あるいは手術後3カ月を経過した時点で血腫増大傾向がなければ五苓散を

終了し，その後も経過観察を行うとしています[11]．脳浮腫や血腫への作用から，外傷や手術後の脳浮腫に対しても効果が期待できます．

ギモンへの回答

Q1. 慢性硬膜下血腫術後に長期内服する症例をよくみますが，飲み続ける必要はありますか？

Answer 血腫消退あるいは手術後3カ月を経過した時点で血腫増大傾向がなければ五苓散を終了してもよいですが，その後も頭部CTで経過観察を行うことが重要です．五苓散の服用で慢性硬膜下血腫手術後の再手術率が低下するという報告[13]もあるので，服用を継続するのもよいでしょう．

5）二日酔い

二日酔いは口渇，嘔吐，下痢，頭痛など多彩な症状を伴います．五苓散は，飲水しても解消しない口渇や嘔吐，下痢には消化管での水の吸収促進により，頭痛には水分の不均衡を是正することで症状を改善していると考えます．五苓散の服用および飲水の後，尿量が増えてきた頃には二日酔いの症状が軽くなっています．二日酔いには半夏瀉心湯も有用です．吐き気とお腹がゴロゴロとなる下痢に用います（第3章-1を参照）．飲酒後の火照りには黄連解毒湯（おうれんげどくとう）が有用ですが，飲酒前に黄連解毒湯を服用すると酔いにくくなるということもあるようです．付き合いでの飲酒の前に黄連解毒湯を飲んでおくとよいでしょう．

❸ 五苓散をもっと効かせる！

1）五苓散の服用のコツ

他の漢方薬と同様，**お湯に溶いて内服することが重要です**．嘔吐下痢症などでは30分以内に効果が期待できることがあるので，錠剤よりも細粒の剤形の方がよいでしょう．ジュンコウ五苓散料（FC17）やクラシエ五苓散料（KB-17，EK-17）はお湯に溶かしたときの残渣が少ないようです．また，各社の構成生薬において白朮と蒼朮の違いもあります．ツムラ，ジェーピーエス，本草は蒼朮で，他社は白朮を採用しています．蒼朮は水の偏在を解消する力が強く，白朮は胃に負担になりにくいのが特徴です．

a）嘔気・嘔吐がある場合

① 一般的な飲み方とは逆に，いったんお湯に溶かしたものを冷ましてから，スプーンなどで少量ずつ服用することで薬の嘔吐を防ぎます．

② 乳児にはシリンジの外筒にエキス製剤を入れ，内筒を挿入して，それにお湯を1〜2mL吸引して溶かします．冷ましてから気道に入らないよう注意しながら乳児の口に少しずつ入れます．飲むというよりも，口のなかの薬を舐めるようにして飲んでくれます．

③ 保険適用外の使用ではありますが，経口投与が困難な場合は5〜10 mLの微温湯に溶

いてシリンジで注腸投与する方法もあります．シリンジの先にネラトンカテーテルを装着してもよいでしょう．1歳未満は0.5包（1.25 g），1歳以上は1包（2.5 g）使用してよいでしょう．自家製坐薬を用いる施設もあるようです．

b）症状が激しい場合のコツ

症状が激しい場合は2倍量すなわち，1回に2包（5 g）を服用します．嘔吐下痢症や天気に関連する急な症状の悪化の際にも2倍量の頓服は有用です．

❹ 五苓散のまとめ

▶ この漢方薬を一言で

「体内の水の分布異常を是正する漢方薬」

▶ 主な適応

- 天気に関連する頭痛，めまい
- 嘔吐下痢症，ウイルス性胃腸炎
- 浮腫，月経前の浮腫
- 慢性硬膜下血腫
- 二日酔い

◆ 文献

1）「症例から学ぶ和漢診療学 第3版」（寺澤捷年／著），医学書院，2012
2）大西憲明，他：モデルマウスを用いた漢方方剤の利水作用の検証．和漢医薬学雑誌，17：131-136，2000
3）原中瑠璃子，他：利尿剤の作用機序（五苓散，猪苓湯，柴苓湯）第1報：成長，水分代謝，利尿効果，腎機能に及ぼす影響について．和漢医薬学雑誌，14：105-106，1981
4）灰本 元，他：慢性頭痛の臨床疫学研究と移動性低気圧に関する考察．フィト，1（3）：8-15，1999
5）「はじめての漢方診療十五話」（三潴忠道／著），医学書院，2005
6）「東医雑録（1）」（山本 巌／著），pp690-716，燎原書店，1980
7）日笠 穣，他：ヒトの脳底動脈に対する釣藤散の影響．脈管学，27：453-456，1987
8）「新臨床内科学 第9版」（高久史麿，他／監），医学書院，2009
9）宮上光祐，賀川幸英：慢性硬膜下血腫に対する五苓散の有用性．Neurol Surg，37：765-770，2009．
10）山田哲久，名取良弘：慢性硬膜下血腫の治療薬としての五苓散とトラネキサム酸の併用．漢方と最新治療，24：281-285，2015
11）Yasunaga H：Effect of Japanese Herbal Kampo Medicine Goreisan on Reoperation Rates after Burr-Hole Surgery for Chronic Subdural Hematoma: Analysis of a National Inpatient Database. Evid Based Complement Alternat Med, 2015：817616, 2015
12）「漢薬の臨床応用」（中山医学院／編，神戸中医学研究会／訳・編），医歯薬出版，1993
13）「東医雑録（3）第2版」（山本 巌／著），pp455-484，燎原書店，1989
14）Manley GT, et al：Aquaporin-4 deletion in mice reduces brain edema after acute water intoxication and ischemic stroke. Nat Med, 6：159-163, 2000
15）磯濱洋一郎：漢方薬のユニークな作用を担う薬理学的標的分子．「小児疾患の身近な漢方治療 14」（日本小児漢方交流会／編），pp6-29，メジカルビュー社，2016

後藤雄輔　Yusuke Gotoh　**Profile**

所属:飯塚病院東洋医学センター 漢方診療科
専門:日本内科学会認定内科医
薬理学で尿細管のイオン輸送体の基礎研究をしていました．水・電解質輸送を知るには腎・消化管・組織での相互関係と消化管の運動と吸収・分泌が重要だと考えていた折，ふと，「五苓散がこれだ!」と感動．そして漢方の世界に飛び込みました．古典を読み，現代医学的な病態生理との関係を考えながら学んでいます．現代医学的にも漢方は研究の余地ありと信じています．

第3章 もっと使いこなしてほしい漢方薬 〜食わず嫌いはもったいない〜

3 真武湯

矢野博美

漢方医のオススメ
① 冷えるタイプの下痢に真武湯は有効です！
② 真武湯が有効なめまいがあります！

漢方医学的ヒント 顔色が悪い　冷え症　めまい　倦怠感　下痢

はじめに

　真武湯（しんぶとう）は「陰証の葛根湯（かっこんとう）」と言われ漢方では非常に重要な漢方薬の1つです．葛根湯は落語のネタにあるように風邪の引きはじめだけでなく，主に上半身の炎症（風邪，扁桃炎，副鼻腔炎）や乳腺炎，蕁麻疹などに広く使うことができます．真武湯も非常に使い勝手の広い漢方薬であり，西洋医学的に困ったときの一手になること間違いなしですので，ぜひマスターしていただきたいと思います．

1 真武湯の解説

1) 真武湯の適応

　真武湯は体を温めながら水分代謝を改善し，新陳代謝を活発にする薬です．冷え症で顔色が悪く元気がなく，めまいや下痢などがある患者さんに適応になります．こういった患者さんは，全身倦怠感もあります．手足は冷たく胃腸も虚弱です．浮腫があることもあります．

2) 水毒について

　真武湯は**寒がりで冷えが主体の病態の水毒**の代表的な漢方薬です．水の異常を水毒と言います．水の過剰状態や本来ないところに水がある場合（胸水や腹水）や脱水などの水の不足も水毒と考えます．水毒の症状としては，身体の重い感じ，雨降り前の頭痛，車酔いしやすい，めまい，立ちくらみ，水様の鼻汁，悪心・嘔吐，浮腫，下痢などがあげられます（図1）．水毒の詳細については第2章-1を参照ください．

図1◆水毒の主な症状

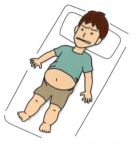
体内の異常な水の貯留：浮腫・胸水・腹水・関節水腫など

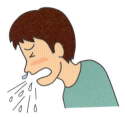
分泌物の異常：水様性鼻汁など

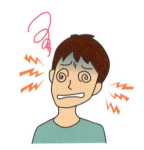
内耳関連の症候：めまい・めまい感・ふらつき・耳鳴

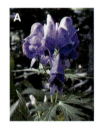

図2◆構成生薬と主な漢方医学的作用（真武湯）

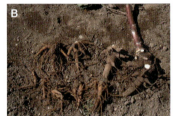

図3◆トリカブト
A：花，B：根．トリカブトの根が附子の原料となる．

 真武湯の処方ポイント
手足が冷たい，冷え症，めまい，顔色が悪く胃腸虚弱で活気がない患者さんに！

3）真武湯の構成生薬について

真武湯は5つの生薬から構成されています．茯苓，蒼朮，芍薬，生姜，附子です（図2）．茯苓と蒼朮は水分代謝をよくして，尿量を増やして浮腫を改善します．附子や生姜は体を温めて冷えを取り，新陳代謝を活発にします．

 漢方薬のポイント
強力に温める生薬の附子（トリカブトの根が原料）が入っています（図3）

4）五苓散との違い（図4）

水毒に対する漢方薬の代表選手は五苓散です．五苓散はどちらかというと暑がりで熱が主体の病態に対する漢方薬です．その使用目標には三徴（トリアス）があり，口渇・自汗・尿不利です．自汗は汗ばむ傾向があること，尿不利は水分を摂る割に尿の回数・量が少ないという意味です．五苓散は，冷えはありません．夏バテによる脱水症状や二日酔い，めまい，浮腫，嘔吐下痢症に活用します（第3章-2を参照）．

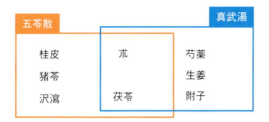

図4 ◆ 真武湯と五苓散の構成生薬の違い

一方，真武湯は前述のように新陳代謝が低下して冷えが存在するめまいや浮腫などの水毒の症状に適応になります．

> **ここがピットフォール**
> 暑がりで口渇がある場合は真武湯ではありません！

❷ 真武湯を使ってみよう！

> **処方例** 真武湯（30） 1回2.5 g，1日3回（毎食前）
> 必ずお湯に溶いて服用してください．

真武湯の適応に，新陳代謝の沈衰している次の諸症とあります．胃腸疾患，胃腸虚弱症，慢性腸炎，消化不良，胃アトニー症，胃下垂症，ネフローゼ，腹膜炎，脳溢血，脊髄疾患による運動ならびに知覚麻痺，神経衰弱，高血圧症，心臓弁膜症，心不全で心悸亢進，半身不随，リウマチ，老人性掻痒症です．雑多でなかなか真武湯を使いこなせるようになるのは難しいかもしれませんので，主な使い方を述べてみたいと思います．

総合診療医のギモン

Q1．真武湯はどのような冷えに有効ですか？
Q2．下痢の場合，整腸薬と併用してもよいですか？

1）冷え症（全身の冷えタイプ）[1]

真武湯が適応になる人には**冷え症で顔色が悪く青白い**ことが多いです．手先，足先の冷えだけではなく，体幹部の冷え（特に体の中心の消化管の冷え）があります．元気がなく活発に活動することはあまりありません．

冷え症とは「通常の人が苦痛を感じない程度の温度にもかかわらず腰背部，手足末梢，両下肢，半身，あるいは全身的に異常な寒冷感を自覚し，この異常を一般的には年余にわたってもち続ける病態をいう」と定義されています[2]．

物理的には，体が冷えないように衣服やカイロ，電気毛布などで温めることができます．一方，西洋医学で，温める薬剤は今のところありません．しかし漢方では冷えは，漢方薬と養生で治療しています．漢方では冷え症を次の3つのタイプに分けて考えています．

a) 全身の冷えタイプ

　典型的な冷え症です．熱めの風呂に長く浸かることができます．顔色が悪く青白いことが多いです．温熱刺激が快く，寒さで体調が悪くなり神経痛や腰痛などの痛みが悪化しやすい傾向があります．体の中心部，つまり消化管まで冷えている場合には，胃腸の調子が悪く食欲がなく下痢をすることもあります．さらに全身倦怠感を伴うこともあり，体がきつくて椅子があったら座りたい，横になれるのなら横になりたい場合は，体が冷えて弱った状態と考えます．

　真武湯は全身の冷えタイプに処方します．冷え症で特に膝から下の冷えが強い場合は八味地黄丸（第3章-4を参照）がよいと思います．特に倦怠感が強い場合には，人参湯と真武湯を合わせて治療することもあります．

b) 四肢末梢の冷えタイプ

　手足末梢が中心に冷えるものを指します．末梢の循環が悪くて冷えるレイノー症状もこのタイプに属すると考えます．凍傷（しもやけ）ができることもあります．手足が氷のように冷たく，頭痛や下腹部痛があることもあり，代表的な漢方薬は当帰四逆加呉茱萸生姜湯です．また足が浮腫みやすくて手足が冷たい場合には当帰芍薬散を処方します．

c) 冷えのぼせタイプ

　足先は冷えるが，温めるとかえってのぼせ，気分が悪くなることが多いです．顔がのぼせてホットフラッシュがある更年期障害などはこのタイプです．加味逍遙散や桂枝茯苓丸など，血液の流れが悪いと考えられる場合に用いる漢方薬が適応になります（第2章-5，6参照）．さらに便秘がある場合には桃核承気湯も処方できます．

2) 全身倦怠感

　「座るところがあったら座りたいですか？　横になれたら横になりたいですか？」と質問してみてください．「はい」と答えたら倦怠感と冷えがあると考えて，真武湯の適応になります．

3) めまい（図5）

　私たちはよく「立てば苓桂，回れば沢瀉，歩くめまいに真武湯」と言っています[3]．本稿では真武湯が適応になるめまいの特徴を解説します（苓桂朮甘湯と沢瀉湯は第3章-2を参照）．雲の上を歩くようなめまいが典型的で，漢方の大家の藤平健先生は真武湯の7徴候をあげています．

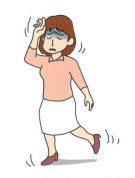

図5 ◆ 歩くめまいに真武湯

a）真武湯の7徴候[4]

① 歩いていてクラッとする．あるいはクラッとする．
② 雲の上を歩いているみたいで，なんとなく足元が心もとない．あるいは地にしっかり足がついていないような感じがする．
③ 誰かと一緒に歩いていると，何で私に寄りかかるのかと言われたりすることがある．（寄りかかり）
④ 真っすぐ歩いているつもりなのに横にそれそうになる．（斜行感）
⑤ 真っすぐ歩こうとするのに横にそれる．（斜行）
⑥ 座っていたり，腰掛けていて，ときにクラッとして地震かなと思う．（地震感）
⑦ 眼前のものがサーッと横に走るように感じるめまい感がある．

症例1

　56歳の女性．1歳の孫を預かるようになって疲れていた．その孫の世話で急に頭を動かすと激しい回転性のめまいが出現して嘔吐も伴った．耳鼻科で治療したが改善せず5カ月後に当科を紹介受診した．

　身長152.5 cm，体重51 kg．寒がりで手足や腰が冷えて長風呂を好む．食欲はめまいがするときは低下する．尿の回数は1日10回と多く夜間尿は1回あり．口渇はないが，健康法として1日に2Lの水を飲み，クエン酸とバナナを摂っていた．

　疲れやすく気分もすぐれず，些細なことが気になり，寝付きも悪く熟睡感もない．めまいは回転性だが，よく立ちくらみもする．めまいがすると不安になり動悸や息苦しさもある．

【漢方医学的所見】診察では上腹部を軽く叩くと水の音がチャポチャポする．足首は他覚的に冷えていた．冷え症でめまいがあったため真武湯を開始した．

【経過】1週間後，ふらつきは少し改善して歩くのが楽になった．4週間後，食欲が出てきて趣味のガーデニングをはじめる元気が出てきた．8週間後，ふらつきはほとんどよくなり冬でも手足の冷えをあまり感じなくなった．

4）下痢[3, 5]

　下痢にも，熱が主体の病態と冷えが主体の病態の2種類があります．2種類の下痢について簡単に述べたいと思います．

a）熱が主体の下痢

　腹痛やしぶり腹があります．発熱があることもあります．また下痢便は臭気が強く血便や粘液便を伴うこともあります．ノロウイルスや細菌性腸炎などの感染性腸炎は熱が主体の下痢と考えてよいと思います（第3章-2を参照）．

b）冷えが主体の下痢

　腹痛はなく，水様便がサーッと出ます．完穀下痢と言って，食べたものがそのまま便に浮くこともあります．完穀下痢の経験者の漢方医は「体がとてもだるくて冷えきっており，水のような便の中にりんごの切れ端がそのまま出た」と言っていました．下痢便は臭気が少なく匂い

ません．

　真武湯が適応となる下痢は，**冷えが主体の下痢**です．腹痛やしぶり腹を伴いません．前述の通り水様便がサーッと出ることが多いです．やせ型で冷え症，もともと胃腸が虚弱な人の慢性の下痢に適応になります．その他の陰証の下痢としては大建中湯（だいけんちゅうとう）と人参湯が処方できます．大建中湯については第1章-1を参照してください．人参湯が適応になる下痢はもともと胃が弱く胃がつかえたり，上腹部を触ると冷たいことが多いです．人参湯が適応になる下痢の倦怠感や冷えの症状は真武湯の場合よりは軽いことが多いです．

症例2

　41歳の女性．下痢しやすいという主訴で10月に来院された．4, 5年前から下痢をするようになり，1年前から2週間に1度下痢をする．下痢の後は軟便が続く．水様性の下痢で便臭はない．下痢のときは腹痛がある．普段便秘はない．
　気温が下がると肩こりや頭痛があるが，1年前に受診した脳外科では異常なかった．
　10年以上前から下腹部が冷たいことを自覚していた．急に振り向くとクラッとする．
【漢方医学的所見】小柄で華奢な体型で，顔色は青白い．尿の回数は5〜6回/日と少なめ，寒がり，立ちくらみ，よく鼻水が出る，足がむくむことがある．月経は順調ですが月経痛がある．倦怠感があり，横になれたら横になりたいですかと質問すると「はい」とのこと．足首は冷たく，橈骨動脈は細く弱い脈で，舌は湿った薄い白苔，腹部は上腹部を軽く叩くとチャポチャポと音がした．真武湯エキスを1回2.5 g，1日3回で処方した．
【経過】その後，下痢は2カ月間全くなかった．月経痛も軽くなった．クラッとするめまいもみられなくなった．1月下旬，雪の寒い日に下痢をした．下痢は1回だけで軟便が続いているとのことで，さらに体を温めるために，真武湯エキスに加工ブシを併用した．1カ月後の受診では下痢はみられなかった．

5）心不全

　高齢者の心不全の方には手足に浮腫があり，胸水もあって入院加療が必要な方も多いかと思います．そのような方でも顔色が青白くて手足が冷たい，元気がない方に真武湯が有効です．もちろん心不全の治療は西洋医学的に行います．真武湯は体を温めて新陳代謝を改善して浮腫を軽減しますので，補助療法としてお勧めです．

6）風邪や急性気管支炎

　高齢者や虚弱者の風邪に有効です．真武湯は陰証の葛根湯と言われます．寒くてフラフラする風邪に有効です．発熱があっても患者さん本人は熱感を感じなくて寒さや寒気を訴える場合が多いです．また，虚弱な高齢者や病後で衰弱した人などが風邪から肺炎を併発し，咳が激しく熱は高いが患者さん本人はあまり熱感を感じなくて，ときどきクラッとするようなめまいを感じ，倦怠感があるという場合にも抗菌薬と併用します．

7）神経痛・関節痛[6]

真武湯は体を温めて水はけをよくする薬です．冷えて痛むような神経痛や関節痛に使用します．例えば桂枝加朮附湯エキスと真武湯エキスを一緒にお湯に溶いて服用すると桂枝加苓朮附湯になり，さらに温める力が強く水はけもよくなり効果が増強します．また葛根湯エキスと真武湯エキスを一緒に服用すると葛根加苓朮附湯になり，肩こりや首の痛みにお勧めです（第1章-5を参照）．

> **処方例** ① 真武湯（30）1回2.5 g＋桂枝加朮附湯（18）1回2.5 g，1日3回（毎食前）
> 　　2つのエキス製剤を同じ湯飲みやマグカップに入れてお湯で溶いて服用してください．
> ② 真武湯（30）1回2.5 g＋葛根湯（1）1回2.5 g

8）皮膚瘙痒症

筆者は用いたことはありませんが，冷え症で血色がすぐれない高齢者の搔痒症に用いることがあると大塚敬節先生は著書で述べています[7]．生気がなく，発疹らしいものはないのにかゆみがあるという場合によいそうです．また蕁麻疹でも，真武湯が効くものは，発斑が微細で熱感がなくかゆみも少ないものです．

③ 真武湯をもっと効かせる！

1）服用方法

真武湯エキスは必ずお湯に溶いて温かいうちに服用してください．**冷水で粉のまま服用しても効き目が期待できません**．

2）冷えが強い場合

真武湯エキスに加工ブシを併用できます．

> **処方例** 真武湯（30）1回2.5 gと加工ブシ1回0.5 g，1日3回（毎食前）
> ・真武湯単独では効果が不十分な場合：2つのエキス製剤を同じ湯飲みに入れてお湯に溶いて服用してください．
> ・加工ブシについて：真武湯エキス2.5 g（1包）に加工ブシ0.5 g（1包）ずつ加えるのが一般的です．冷えが強い場合は2包ずつ加えることもあります．その場合は，患者さんに「気温が高くて寒くないときは加工ブシを1包に減量もしくは加工ブシを中止」するように説明しています．加工ブシ2包（1日に6包）は過量（保険適応外）とされることがありますので，「冷えが高度なために加工ブシを3包から6包に増量した」とレセプトでコメントすることをお勧めします．

3）倦怠感と冷えが強い場合

真武湯エキスと人参湯エキスを併用すると茯苓四逆湯（ぶくりょうしぎゃくとう）という漢方薬に近くなります．茯苓四逆湯は，冷えが強く体が弱っている状態で，ある症状についてひどく辛がる状態（漢方では煩躁（はんそう）といいます）に適応になります．ぐったりしている患者さんばかりでなく，同僚のI先生（40歳代前半，男性）は外来が忙しいときや風邪を引いたときに，よく真武湯エキスと人参湯エキスをお湯に溶いて服用しています．皆様も風邪や当直などで「もうどうしようもないくらいきつい」と感じたときにお試しあれ！！！

> **処方例** 真武湯（30），人参湯（32） それぞれ1回2.5g，1日3回（毎食前）
> 真武湯よりももっと冷えていて倦怠感が強い場合に処方．
> 2つのエキス製剤を同じ湯飲みに入れてお湯に溶いて服用してください．

4）生活習慣を確認

めまいの症例1のように，体によかれと思って間違った健康法をしていることがあります．めまいの患者さんが水を大量に飲む健康法で水毒を増悪させ，さらにめまいを助長していたり，冷え症なのに体を冷やす果物や酢（クエン酸）を摂っていたりしますので，普段から患者さんの食生活や行っている健康法などをよく聞いてください．また，鎮痛薬は解熱作用があり体を冷やすと考えますので，慢性的に鎮痛薬を内服している場合も冷えがあることが多いです．

運動は筋肉を動かすことで熱が産生され，身体が温まります．逆に運動不足だと熱が産生されず，冷えが増強します．適度な運動も重要であることを患者さんに説明しましょう．

● 冷え症に注意の食べ物

体を冷やす食べ物（陰性食品）[8]
- 冷たいものや飲み物
- 生もの（果物，特に南国産のバナナなどは体を冷やします）
- 酢（酢の物などの料理だけでなく，健康食品としての黒酢，香酢も）
- 砂糖をたくさん含むもの（スイーツ）

 ここがピットフォール
- 食養生や軽い運動も大事です
- 解熱鎮痛薬の慢性的な使用では，体が冷えることがあります

ギモンへの回答

Q1. 真武湯はどのような冷えに有効ですか？

Answer 真武湯が適応になる冷えは，全身の冷え症です．顔色が悪く，元気がない，胃腸の調子が悪いことが多いです．疲れやすく，「座るところがあったら座りたい．横になれるのなら横になりたい」と訴えて倦怠感を伴うことが多いです．

Q2. 下痢の場合，整腸薬と併用してもよいですか？

Answer 下痢の場合，乳酸菌のような整腸薬と併用することもできます．しかし消化管が冷えて下痢をしている場合は，真武湯で温めながら水分代謝を改善することで下痢はよくなります．まずは真武湯だけで2週間くらい経過をみることがお勧めです．

❹ 真武湯のまとめ

▶ この漢方薬を一言で

「顔色が悪い冷え症でめまいや下痢，むくみを改善する薬」

▶ 主な適応

虚弱で冷え症の人．めまい感，手足の冷え，胃腸虚弱，慢性下痢，心不全，神経痛，頭重感，風邪．

◆ 文　献

1)「専門医のための漢方医学テキスト」(日本東洋医学会学術教育委員会/編)，pp215-217, 南江堂，2010
2) 寺澤捷年，他：漢方医学における「冷え性」の認識とその治療．生薬学雑誌，41 (2)：85-96, 1987
3)「はじめての漢方診療 十五話 [DVD付]」(三潴忠道/著)，pp205, 222, 227, 医学書院，2005
　▶ 飯塚病院漢方診療科の前部長の著書で私たちの教科書です．
4)「漢方腹診講座」(藤平 健/著)，pp187-191, 緑書房，1993
5)「症例から学ぶ和漢診療学 第2版」(寺澤捷年/著)，pp163-164, 医学書院，1998
6)「漢方診療のレッスン」(花輪壽彦/著)，pp173, 391, 金原出版，1995
7)「症例による漢方治療の実際 第5版」(大塚敬節/著)，pp704-705, 南山堂，2000
8)「無病息災の食べ方」(小倉重成/著)，pp56-61, 緑書房，1987
9)「使ってみよう！こんな時に漢方薬」(三潴忠道/監，中村佳子，木村豪雄/編)，pp98-103, シービーアール，2008
10)「漢方概論」(藤平 健，小倉重成/著)，pp522, 創元社，1979
11)「類聚方広義解説」(藤平 健/主講，藤門医林会/編)，pp515-519, 創元社，2005
12) 飯塚病院漢方診療科ホームページ (図表)
　　http://aih-net.com/medical/depart/kanpo/index.html

矢野博美　Hiromi Yano　**Profile**

所属：飯塚病院東洋医学センター 漢方診療科

私は内科医です．漢方診療科と予防医学センターに所属しています．漢方診療科では皆で『漢方の臨床』に「月曜カンファレンス」という記事を毎月書いています．そのなかで私は大幹部Yと呼ばれています．予防医学センターでは瘀血と冷えの考えをとり入れた「漢方いきいきドック」を行っています．人間ドックや健診結果で異常のない受診者も漢方的には所見があることが多いようです．総合診療という全身と心を診る医学では，西洋医学と東洋医学の両方を使うと患者さんはとても幸せになります．ぜひ漢方薬を試してみてください．

第3章　もっと使いこなしてほしい漢方薬 ～食わず嫌いはもったいない～

4　八味地黄丸・牛車腎気丸

角藤　裕

漢方医のオススメ
中年期以降の患者さんを診たら，八味地黄丸は常に頭の片隅に！

総合診療医のギモン
Q1. どのような症状や所見を目標に使ったらよいでしょうか？
Q2. 八味地黄丸と牛車腎気丸の使い分けを教えてください．

漢方医学的ヒント　腎虚　頻尿　腰痛　臍下不仁

はじめに

「この間病院で診てもらったんですが，年のせいと言われました」
「どこも悪くはないと言われましたが調子がよくないんです．やっぱり年なんでしょうかなあ」
そんな会話は先生方の外来でも日常茶飯事ではないでしょうか．そんなときに役立つ処方をご紹介します．

1　八味地黄丸・牛車腎気丸とは

1）現代医学とは異なる"腎"の概念

まず，処方名にもある"腎"とは何でしょうか．これは，われわれが現代医学で認識している解剖学的・生理学的な腎（kidney）とは大きく異なります．東洋医学でいう腎は，**泌尿器系はもちろんのこと成長・発達・生殖といった「生命の根源的な力」を有する臓器**と認識されており，体力の消耗や加齢により腎の力は衰え，これを東洋医学では"腎虚"といいます（必ずしも腎不全や慢性腎臓病を意味しません）．八味地黄丸は別名「腎気丸」といい，腎の気（≒エネルギー，機能）を補ってくれる薬としてつくられた処方で，さらに牛膝と車前子の2つの生薬を足したものが"牛車"腎気丸になるわけです（後述）．したがって，この2剤の基本的性質はほとんど同じものとご理解いただいたうえで話を進めます．

腎の力が衰えたとき出てくる症状は，一般的に加齢現象のそれとよく一致しています．とい

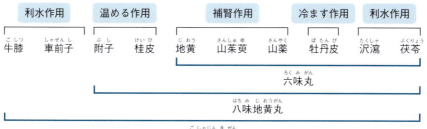

図1◆八味地黄丸,牛車腎気丸の構成生薬と主な漢方医学的作用
六味丸の6つの生薬を基本骨格として,+αの生薬によって呼び名が変わってくるのがわかる.

うよりも,そもそも加齢現象を古人は腎のエネルギーの不足・消耗ととらえたのでしょう.足腰の衰え,骨粗鬆症,歯牙の減少,聴力低下,膀胱機能障害,認知機能低下などがそれにあたり,これらに対応するためにつくられた処方が八味地黄丸や牛車腎気丸で,漢方のなかでもアンチエイジングの意味で使用されることの多い処方です.そういった漢方を一般に**補腎剤**と言っています.

ちなみに,腎は成長にも関与しているので,例えば歯の生え変わりや初潮が遅いなど成長発達の遅れがみられるのも腎のエネルギーの不足と考えます.しかしこの場合は対象が若年であることが多く,八味地黄丸や牛車腎気丸に含まれている附子のような強く温める生薬が若年者には合わないことが多いので,その代わりに六味丸(後述)などがよく使われます.

2) 基本骨格から構成を理解しよう

漢方薬は複数の生薬の組合わせから成り立っており,構成生薬を理解しておくと処方ごとの適応の違いや患者さんによる使い分けがしやすくなります.構成生薬の数が多いとなかなか理解しにくくなりますので,「基本骨格となる処方+α」の構造で考えることをお勧めします.

補腎剤の場合の基本骨格は六味丸で,地黄・山薬・山茱萸・茯苓・牡丹皮・沢瀉の6つの生薬から成り立っています(図1).個別の生薬の各論については成書に譲ります[1].六味丸に体を温める附子・桂皮を入れたものが八味地黄丸(八味丸,腎気丸とも),前述の通り八味地黄丸に牛膝・車前子を入れ水の代謝や血流の改善効果を強めたものが牛車腎気丸となります(図1).

3) 補腎剤が適応となる病態

「○○病には八味地黄丸」という考え方(一般に"病名処方"と揶揄される処方のしかた)が決してダメというわけではないのですが,できれば症状と患者さんの体質をふまえたうえで処方を考えたいところです.過活動膀胱や夜間のみの頻尿,尿の勢いが弱いなどの泌尿器症状,軽い腰痛や足腰の弱さ,神経痛などに使うことが多いかと思います(図2,3).臓器・組織の器質的な変化(例:脊柱管狭窄症,脳の萎縮など)を構造的に改善する効果はあまり期待できませんが,機能的側面からの改善が期待できます.

何となく「お年寄りの処方」という印象をもたれるかもしれませんが,**実際にはもっと若い**

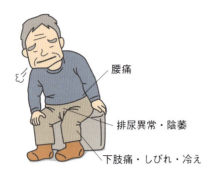
図2 ◆ 八味地黄丸の適応

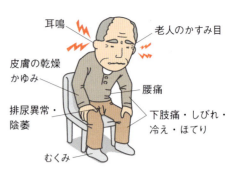
図3 ◆ 牛車腎気丸の適応

年齢の方，特に壮年期から中年期にかけての「少し年を感じはじめた」頃に積極的に使ってよい処方と思いますし，実際に効果も出やすい印象をもっています（若い方が治りやすいのは当たり前と言われればそれまでですが）．「女性は7の倍数，男性は8の倍数の年齢のときに体調の変わり目が訪れる」というCMは有名ですが，これはおよそ2000年前，中国の前漢の時代に原書が成立したとされる重要古典「黄帝内経素問」の冒頭「上古天真論篇」に記載されています[2]．これには女性は$7×7＝49$歳，男性は$8×8＝64$歳で天癸（＝生まれもった生命の元気）が尽きて生殖能力がなくなり体が衰えるとされています．

> **ここが処方のポイント**
>
> 下半身の衰え，泌尿器症状など，いわゆる「老化現象」があれば八味地黄丸・牛車腎気丸！

4）問診で聞いておきたいポイント

a）尿の回数

特に夜間何回くらいトイレに行くか，昼間も頻尿があるか，尿の勢いが弱いか，残尿感など．泌尿器症状が主訴でなくても，聞いてみると症状があることがよくあります．あれば腎虚らしさが高まります．

b）下半身の重さ，だるさなど

腰痛はもちろんのこと，何となくだるい，下半身が重い，冷える，等の訴えは重要です．このときに，「腰痛」「神経痛」などと言葉をおき換えず，患者さん自身の表現をできるだけ残しておいた方がイメージしやすいかもしれません．

c）口の渇き具合，手足や顔のほてり

組織の水分が不足していると乾燥症状が出たり，火照ったりすることがあります．必ずしも体全体の水分不足を反映しているわけではないので解釈には注意が必要です．

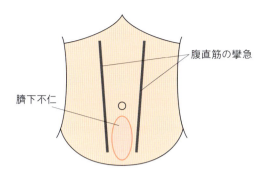

図4 ◆ 八味地黄丸・牛車腎気丸の腹部所見
腹力は弱めから強めまでさまざま．臍下不仁と，時に腹直筋の攣急を認める．
（文献2を参考に作成）

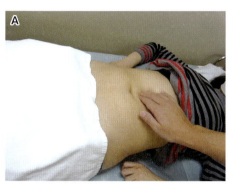
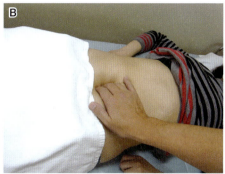

図5 ◆ 臍下不仁の診かた
上腹部（A）と下腹部（B）を比較してみると，下腹部の抵抗が弱く奥まで手が入るのがわかる．

5）腹診のとり方（図4）[3)]

　八味地黄丸や牛車腎気丸を使う際に特に有名な腹診所見に「臍下不仁」があります．臍の下，下腹部の力がなく，触診するとフワッと柔らかく，落とし穴に落ちるようにすっと奥に手が入ってしまうような感覚があります．下腹部のことを小腹というので，小腹不仁とも言います．わかりにくい場合，上腹部と交互に触ってみて硬さを比較してみるのもよいでしょう（図5）．他にティッシュの切れ端など柔らかいものを使って上腹部と下腹部を同等の強さで撫でてみると，下腹部の方が知覚が鈍いことがあり参考になります．

　両側の腹直筋が張っているケースもありますが，鍛え上げたマッチョな腹直筋ではなく，皮下脂肪が少なくて腹筋が目立つようなものを想像していただいた方がよいかもしれません．腹筋が薄い場合，正中にある白線（linea alba）を明瞭に触知することがありますが，これも補腎剤の適応を考える腹部所見です．

　ただし，胸痛患者が全例心筋梗塞ではなく，また心筋梗塞患者が全員胸痛を訴えるわけではないのと同様に，臍下不仁＝八味地黄丸or牛車腎気丸ではないのでご注意ください．あくまで総合的な判断が必要であることは洋の東西を問わず同じです．

> 📞 **ここが総合診療のポイント**
> 　病名・症状だけでなく，詳細な問診や腹診から総合的に判断する！

❷ 八味地黄丸・牛車腎気丸を使ってみよう！

1) 泌尿器症状

a) 機能的要因を改善

　頻尿，夜間尿，尿の勢いが弱い，残尿感，尿失禁などに用います．特に高齢者の場合，膀胱や前立腺の問題だけでなく，抗利尿ホルモン（ADH）分泌の日内リズムの崩れや夜間に相対的に腎血流が増加することによる尿産生の増加，心理的要因など複数の要因によって起こっていると考えられますが，特に漢方薬はこの機能的な側面を改善するのに有効と考えられます．例えば主薬（その処方のなかで最も中心的な働きをする生薬）の地黄には強心作用や腎血管拡張による利尿効果が確認されています[4]．明らかに心不全というほどではないけれども，年相応に循環機能が衰えているような人が夜間にのみ頻尿を訴えるといった場合，抗コリン薬などよりもむしろ安全に使えます．抗コリン薬やα_1受容体遮断薬に抵抗性の下部尿路疾患に対しても八味地黄丸が有効だったという報告もあります[5]．

b) 炎症が強いときは使わない

　八味地黄丸エキス製剤のうちいくつかの添付文書には「膀胱カタル」の適応病名があります．catarrhは粘膜の炎症を示すので，すなわち膀胱炎のことですが（今はあまり使いませんよね…），膀胱炎のときはもっと抗炎症作用のある処方を使うことが多いと思われ，少なくとも筆者はあまり使いません．尿路感染症に漢方薬を出すとすれば，猪苓湯（猪苓湯合四物湯）や五淋散，竜胆瀉肝湯などが選択肢になります．本稿の趣旨からは外れますが，しょっちゅう下腹部の違和感を訴えては抗菌薬を希望される患者さんには，抗菌薬の濫用や耐性化を防ぐ意味でこういった漢方を試すのも有効です．

c) 心因性の頻尿が強いときの対応

　排尿は心因性の要素も強く絡むので注意が必要です．長距離バスや飛行機，あるいはテストなど，トイレに行きにくい状況になると何となく心配でトイレに行きたくなるということは誰しも経験することだと思います．安易に抗菌薬や抗コリン薬を処方する前に十分に話を聞き，膀胱と心理状態は強く関与しているということを患者さんに理解していただくことも重要と思います．それでも頻尿の訴えが強いような心配性のタイプの場合，清心蓮子飲や加味逍遙散を使うことがあります．

2) 腰痛，下肢痛

　八味地黄丸や牛車腎気丸はよく用いられますが，効果としては比較的マイルドで，骨関節の変形が強くサルコペニアの進んだ高齢者などではあまり効果は期待できない印象があります．昭和の漢方の大家で，現在のわが国の漢方に多大な影響を与えた大塚敬節は，その著書『症候による漢方治療の実際』において腰痛の項の1番目に八味地黄丸を挙げています[6]．しかし，そこに載っている症例もせいぜい50，60歳代です．「60歳の老婆，〜」と記載されるような時代の記録ですので，元気な高齢者の多い現在とは一概に比較はできませんが，やはり中年期あたりの症状によく用いていたことがうかがえます．もちろん，忍容性があればもっと高齢の方に

使っても構いません．臨床研究で75歳±5.9（平均±SD）の患者に対してビタミンB_1よりも牛車腎気丸が有効であったというデータがあります[7]．

難治性疼痛には，腎虚のほかに冷えや瘀血（血流が悪い），水毒（水はけが悪く局所に貯留している）なども絡んでくるため，他の処方を併用することが多くなります．瘀血が絡む場合は桂枝茯苓丸や疎経活血湯，冷えが強い場合は五積散，水毒が強い場合は防已黄耆湯といった具合ですが，このあたりはかなり鑑別が多く複雑になります．本稿の2剤のうちでは，しびれや感覚障害がある場合，水毒の傾向がある場合などは牛車腎気丸の方が優れています．

症例1

65歳男性．
【主訴】右下肢のしびれ感
【職業】鮮魚店経営で立ちっぱなしで仕事をしている．
【現病歴】以前より腰椎すべり症，脊柱管狭窄症を指摘されている．受診の20日くらい前より右下肢のしびれ感を自覚し，複数の医療機関を受診しトラマドール，ジクロフェナクなどの鎮痛薬を処方されたが改善なく当科を受診した．
1日15時間くらいは立ちっぱなしで仕事をしており下肢がかなり冷える．
【腹部所見】中等度（2/5〜3/5くらい）よりやや軟，臍下不仁あり
【経過】八味丸M（ウチダEK-700）1回20丸＋疎経活血湯（53）1回2.5g，1日3回（毎食前）を処方したところ，2週間くらいで劇的に効果があったと大変喜んでいた．

3）喘息，呼吸器症状

一見呼吸器は関係なさそうに思いますが，臓器はお互いが関与し合っているので腎は肺にも影響しています．具体的には，吸気時に大気のエネルギーをしっかりと奥深くまで吸い込む作用（納気と言います）に腎が関与していると考えられています．小さい頃から喘息に苦しむ子どもは何となく線が細く，虚弱な印象があります．高齢になり肺気腫を患った人も，やはり消耗して痩せて虚弱になってきます．ベースラインでの体力増進の意味を込めて，八味地黄丸や牛車腎気丸を使ってみるとよいでしょう．

症例2

68歳男性．
【主訴】呼吸困難感，喘息
【既往歴】小児喘息，糖尿病
【現病歴】2年程前より喘息発作があり近医で吸入ステロイド等で加療を受けていたが，自覚症状と多角的所見に乖離があり，精神的な要素も疑われていた．呼吸苦の改善がないため複数の医療機関を転々とし，呼吸器専門病院でも改善が認められないため当科に紹介となった．
【腹部所見】太鼓腹，臍下不仁軽度あり．下肢の浮腫あり
【経過】ベースに腎虚があり，浮腫があり水の貯留もあることから牛車腎気丸（107）1回2.5g，1日3回（毎食前）を処方した．第2診では胸の息苦しさはだいぶ解消したとのこと，その後徐々に体全体が楽になり歩くスピードが速くなった．また便通が良くなった．

4）便秘

通常，便秘に悩む患者さんは漢方を飲む前に酸化マグネシウムやセンノシドなどの下剤を試している方が多いかと思いますが，それでも治らない頑固な便秘にも八味地黄丸や牛車腎気丸が有効なことがあります．漢方では，油っぽいべったりとした生薬を利用して便の滑りをよくする滋潤性の下剤というものがあり，潤腸湯がその代表ですが，それにもやはり地黄が入っています．

通常，難治性便秘の治療としては胃腸虚弱・食欲低下なら補中益気湯，ガスがたまるなら半夏厚朴湯，腹壁が虚弱で冷えていたら大建中湯という具合に多くの選択肢がありますが，前述の腎虚の症候・腹部所見がみられた場合は，八味地黄丸などを使って良い経過になることがあります．

❸ 八味地黄丸・牛車腎気丸をもっと効かせる！

1）医療用製剤について

「〜丸」という漢方薬は本来，生薬の粉末を蜂蜜等で固めてつくった丸剤を意味しますが，現在わが国の医療用漢方薬はすべてエキス製剤になっています．唯一，八味地黄丸のみ昔のままの丸剤が販売（ウチダ）されています．余談ですが八味地黄丸の出典である「金匱要略」には，お酒で飲むように指示されています（筆者は経験ありませんが）．

粉や顆粒状の薬が苦手，という方には丸剤の方が飲みやすく，服薬アドヒアランスの向上が期待できます．効果については，本来の形である丸剤の方が優れていると考えられますが，臨床上はそれほど大きな違いは（筆者自身は）感じておらず，患者さんが無理なく続けられる方を選択すればよいと考えます．

2）地黄による消化器症状への配慮

地黄を含む処方で注意が必要なのは何といっても消化器症状で，特に**胃もたれや心窩部の違和感，気分不良，下痢**などがあります．**心窩部を軽く叩打したときにポチャポチャと水の音がする（振水音）や，白く分厚いべったりとした舌苔が舌についている場合は特に注意が必要**です．処方前に，もし胃腸症状が出るようなら食後に飲んでも構わないことなどをあらかじめ説明しておくとよいでしょう．最初は様子見で1日1回くらいからはじめるとより安全です．消化器症状が出る場合，原則的には体質に合わないと考えますが，継続が妥当と判断される場合には人参湯や六君子湯など胃の機能を改善させる処方を併用することで対応することもあります．

3）適切な効果判定を（何となくDo処方にしない）

「漢方薬はゆっくり効くものだ」と認識されている患者さんは多いのですが，一方で効果が感じられないとすぐに服薬をやめてしまう患者さんも多くおられます．八味地黄丸や牛車腎気丸は薬効がマイルドで，飲みはじめからの効果がすぐ実感できないこともよくありますので，す

ぐに効果が感じられなくても，しばらくはじっくりと飲んでみるように説明します．また，最初は効いているように思っても途中から効いているのかどうかよくわからなくなったり，それでいて何となくDo処方になっているケースも多いかと思います．VASスケール（visual analogue scale）やNRS（numerical rating scale）など，症状をある程度客観視できる尺度を利用しながら，場合によってはいったん休薬して変化を確認することが必要な場合があります．

4）漢方薬の併用

　八味地黄丸や牛車腎気丸は，それだけで単独で処方することもありますが他の処方と併用することもよくあります．考え方としては，「ベースラインにある腎虚に八味地黄丸・牛車腎気丸で対応」しつつ，＋αの症状への対応に別の処方を合わせるといった具合です．あるいは❸-2）にあるように，地黄の消化器症状の軽減のために使用することもあります．

　一般的に漢方エキス剤の併用では甘草の含有量が問題になりますが，幸いこの2剤は甘草を含まないのでその点は安心です．一方，**地黄や附子が重なってしまうことには配慮が必要**です．また，ただでさえ服用量が多い高齢者に漢方2剤併用するのは難しいこともあり，そのあたりは患者さんとの相談で決定します．

ギモンへの回答

Q1. どのような症状や所見を目標に使ったらよいでしょうか？

Answer いわゆる腎虚の症状，特に泌尿器・筋骨格系・呼吸器など，それも機能的な病態の関与が大きい場合は特に有用です．特徴的な腹部所見は参考になります．

Q2. 八味地黄丸と牛車腎気丸の使い分けを教えてください．

Answer ほとんど同じと考えてよいのですが浮腫など少し水っぽさがある場合は牛車腎気丸がよいでしょう．

❹ 八味地黄丸・牛車腎気丸のまとめ

▶ この漢方薬を一言で

「そろそろ年かなあ…と思いはじめるあたりから出番あり」

▶ 主な適応

- 泌尿器症状
- 加齢による体力低下，足腰の衰え，痛み
- 喘息など呼吸器症状
- 便秘

◆ 文 献

1）「漢方210処方生薬解説―その基礎から運用まで―」（昭和漢方生薬ハーブ研究会／編，佐竹元吉，他／監），じほう，2001
2）「現代語訳 黄帝内経素問 上巻」（南京中医学院／編，石田秀実／監訳），東洋学術出版社，1991
3）「活用自在の処方解説」（秋葉哲生／著），ライフ・サイエンス，2009
4）「漢方294処方生薬解説―その基礎から運用まで―」（根本幸夫／監），じほう，2016
5）八木 宏，他：男性下部尿路疾患に対する八味地黄丸の効果の検討．日本東洋医学雑誌，66：49-53，2015
6）「症候による漢方治療の実際 第5版」（大塚敬節／著），南山堂，2000
7）関根利佳，他：腰椎由来の腰下肢痛に対する牛車腎気丸の効果〜ビタミンB1誘導体製剤との比較検討〜．痛みと漢方，13：84-87，2003

角藤 裕　Hiroshi Kakuto　**Profile**
所属：愛媛県立中央病院 漢方内科／総合診療科
漢方にもいろいろな考え方があり，あれもこれもと手を出してしまいがちな自分ですが，最近はやはり原点に戻って極力シンプルな処方で効かせようと苦心しています．シンプルな処方は美しい．最終目標は，処方せずに治すこと．

第4章　知っておくべき副作用

1 偽性アルドステロン症

井上博喜

● はじめに

「甘草」を含む漢方薬は，高血圧，低カリウム血症，浮腫を呈する「偽性アルドステロン症」を発症する可能性があります．症状として，高血圧による頭痛やほてり，低カリウム血症によるミオパチー（筋肉痛，脱力感，重症例では横紋筋融解症），不整脈などに注意が必要です．

❶ 発症機序

偽性アルドステロン症の機序として現在明らかなのは，図のメカニズムです．① 甘草の成分であるグリチルリチンが腸内細菌によりグリチルレチン酸に代謝されます．② グリチルレチン酸が，腎尿細管に存在する11β-hydroxysteroid dehydrogenase-2（11β-HSD-2）の活性化を抑制し，コルチゾールからコルチゾンへの変換が阻害され，コルチゾールが増加します．③ 増加したコルチゾールがミネラルコルチコイド受容体に作用して，尿細管でのカリウムの再吸収を抑制し，ナトリウムの再吸収を促進します．④ その結果，ナトリウムの貯留と低カリウム血症をきたします．特に利尿薬やインスリン，副腎皮質ホルモン製剤，甲状腺ホルモン製剤を併用している方は，低カリウム血症をきたしやすく，重症化しやすいと言われています．

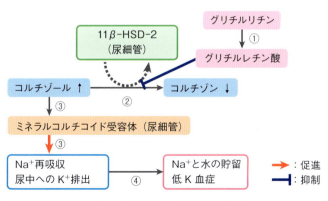

図 ◆ 甘草による偽性アルドステロン症の発症機序
（文献1を参考に作成）

❷ 診断・疫学

診断に際しては，**高血圧，低カリウム血症，浮腫**のすべてが揃わないことの方が多いため，まず疑うことが重要で，1，2個の所見を認めたら偽性アルドステロン症の可能性を考えましょう．診断に迷ったときは，血漿レニン活性と血漿アルドステロン濃度を測定し，ともに低下していることを確認します[1, 2]．

発生頻度は，厚生労働省の「重篤副作用疾患別対応マニュアル」に，個々の漢方薬について「偽アルドステロン症および低K血症の発現頻度：頻度不明」と記されているように不明な点が多いです[2]．ツムラの副作用発現頻度調査では，芍薬甘草湯で，血圧上昇が0.1％，浮腫と低カリウム血症がそれぞれ0.2％，抑肝散で，血圧上昇が0.1％，浮腫が0.6％，低カリウム血症が1.3％となっています[3, 4]．しかし萬谷らは過去の臨床研究を調査し，1日あたりの甘草使用量が，1g，2g，4g，6gで，偽性アルドステロン症の頻度が，それぞれ1.0％，1.7％，3.3％，11.1％と用量依存的に急激に増加するとしており[5]，甘草を多く含む処方を使用する場合や，2処方以上を併用し甘草の総量が増加する場合は特に注意が必要です．

男女比は，男性：女性＝1：2で女性の発症が多いとされています[1]．また年齢に関しては，ツムラの副作用発現頻度調査では，抑肝散で発現した低カリウム血症の97.6％，浮腫の83.3％が65歳以上であり，芍薬甘草湯で低カリウム血症をきたしたのは，全例65歳以上であると，高齢者に発症しやすい結果が出ています．さらに本邦において，横紋筋融解症を起こす偽性アルドステロン症は，本態性高血圧を基礎疾患にもつ高齢女性に多いという報告もあります[6]．そのため，**基礎疾患に本態性高血圧を有する高齢の女性に甘草を含む漢方薬を使用する際は格別の注意が必要**です．

甘草を含む漢方薬を内服開始してから，3カ月以内の発症が約40％を占めるとされていますが，発症時期は10日以内から数年以上の経過例までさまざま報告されています[7]．本間らは，「甘草製剤のグリチルリチン1日投与量が多いほど，短期間で偽性アルドステロン症を発症していた」と報告しており[8]，甘草を4g以上使用している際は，より短期間（2週間以内）での発症に注意が必要です．また偽性アルドステロン症の発症機序として，甘草のグリチルリチンが腸内細菌でグリチルレチン酸に代謝されることが重要ですので，抗菌薬内服後や急性胃腸炎による下痢後など腸内環境が変わると，今まで偽性アルドステロン症を起こさなかった方が，急に発症することもあります．「長期間甘草を含む漢方薬を内服しているが，偽性アルドステロン症を発症していないから大丈夫」と安心してはいけません．

❸ 対処法

偽性アルドステロン症の対処法としては，先ほど述べたように用量依存の面があること，偽性アルドステロン症を発症した患者さんの甘草服用量を減らしたところ同症が消失する例があることから[9]，軽症であれば，減量で様子を見ることもありますが，休薬することが基本です．カリウムの著しい低下を認める場合や漢方薬の休薬により低カリウム血症が改善しない場合は，

カリウムの補充と抗アルドステロン薬であるスピロノラクトン（アルダクトン®）などの投与も検討します．持続期間も1〜2週間で改善する例が多いですが，浮腫などは数カ月持続する場合もあります．改善後に漢方薬を再投与する際，甘草を含まない漢方薬への変更を検討することが多いですが，7割以上の漢方エキス製剤は甘草を含むため，選択に苦慮する場合もあります．そのためどうしても甘草を含む漢方薬の内服を継続したい場合は，少量投与やスピロノラクトン併用下で再開する場合もあります．

④ 偽性アルドステロン症のまとめ

甘草を含む漢方薬を内服している患者さんに対しては下記に注意しましょう．
- 頭痛，ほてり，筋肉痛，脱力感，浮腫に注意
- 高齢，女性，本態性高血圧，甘草を多く含む処方でより注意が必要
- 甘草を多く含む処方では，短期間で発症する可能性がある
- 抗菌薬内服後や急性胃腸炎後に発症する例もある

◆ 文献

1) 「薬剤師のための漢方薬の副作用―正しい服薬指導のために 第2版」（星野恵津夫/監），pp11-16，協和企画，2014
2) 厚生労働省：偽アルドステロン症．「重篤副作用疾患別対応マニュアル」，pp1-19，2006
3) 株式会社ツムラ：ツムラ芍薬甘草湯エキス顆粒（医療用）の副作用発現頻度調査．2016
4) 株式会社ツムラ：ツムラ抑肝散エキス顆粒（医療用）の副作用発現頻度調査．2014
5) 萬谷直樹，他：甘草の使用量と偽アルドステロン症の頻度に関する文献的調査．日本東洋医学雑誌，66：197-202，2015
6) Yoshino T, et al：Risk factors for pseudoaldosteronism with rhabdomyolysis caused by consumption of drugs containing licorice and differences between incidence of these conditions in Japan and other countries: case report and literature review. J Altern Complement Med, 20：516-520, 2014
7) 加藤利章，他：常用量の漢方内服中に偽性アルドステロン症を発症した1例．Geriatric Medicine, 47：1665-1667, 2009
8) 本間真人，他：芍薬甘草湯と小柴胡湯の連用が血清カリウム値に及ぼす影響．薬学雑誌，126：973-978，2006
9) 萬谷直樹，他：甘草減量により偽アルドステロン症が軽快した2例．日本東洋医学雑誌，58：273-276，2007

Profile

井上博喜　Hiroki Inoue
所属：飯塚病院東洋医学センター 漢方診療科
専門：日本東洋医学会漢方専門医・指導医，日本内科学会認定内科医・総合内科専門医
プロフィールは第2章-1（p.75）を参照．

第4章 知っておくべき副作用

2 肝機能障害と間質性肺炎

吉永　亮

はじめに

　一般に、漢方薬は西洋薬と比較して作用は穏やかであり、副作用は少ないとされています。実際に、自然由来のもので安全だから副作用はないはずと考えて、漢方治療を希望して当科を受診する患者さんにもしばしば遭遇します。そのような場合、筆者は必ず次のように説明をして漢方薬を処方しています。

① 漢方薬も薬であり、副作用は少なからず存在すること
② 自然由来の食べものであるソバや小麦を食べてもアレルギー反応を起こすことがあり、漢方薬でも十分起こり得ること

　本稿では、漢方薬の副作用のなかでも、特に注意すべき、肝機能障害・間質性肺炎で解説します。

1 漢方薬による肝機能障害・間質性肺炎

1）肝機能障害・間質性肺炎の原因生薬

　漢方薬による注意すべき副作用として肝機能障害や間質性肺炎があります。肝機能障害や間質性肺炎が多く報告され、原因生薬として考えられている生薬が**黄芩**です。寺田らは、漢方薬による副作用の報告を調査して、肝機能障害で89％、間質性肺炎で94％を黄芩の含まれる漢方薬が占めていたと報告しています[1]。また、黄芩による肝機能障害や間質性肺炎は、アレルギー性機序によって引き起こされることが示唆されています。黄芩には、抗炎症作用、抗アレルギー作用、抗菌作用、粥状動脈硬化防止作用があることが明らかにされており[2]、現在の漢方治療になくてはならない生薬であると言えますが、使用する際には注意が必要です。

2）黄芩が含まれる漢方薬

　医療用エキス製剤のなかで表に示す漢方薬に黄芩が含まれています。特に、**柴胡剤**と呼ばれる、柴胡と黄芩の組合わせからなる漢方薬には注意が必要です。柴胡剤は、長引いた風邪を含む感染症などの亜急性から慢性の炎症性疾患が本来の適応です。加えて、ストレス社会である現代においては、柴胡剤のもつ抗ストレス作用や自律神経調整作用に着目して、メンタルヘルスの領域でも用いられることが多くなっていることが理由です。さらに、最近では、特定健診

表 ◆ 黄芩を含む主な漢方薬

乙字湯（3）	潤腸湯（51）	二朮湯（88）
大柴胡湯（8）	五淋散（56）	清肺湯（90）
小柴胡湯（9）	温清飲（57）	柴朴湯（96）
柴胡桂枝湯（10）	清上防風湯（58）	辛夷清肺湯（104）
柴胡桂枝乾姜湯（11）	防風通聖散（62）	小柴胡湯加桔梗石膏（109）
柴胡加竜骨牡蛎湯（12）	女神散（67）	清心蓮子飲（111）
半夏瀉心湯（14）	柴陥湯（73）	三黄瀉心湯（113）
黄連解毒湯（15）	竜胆瀉肝湯（76）	柴苓湯（114）
荊芥連翹湯（50）	柴胡清肝湯（80）	三物黄芩湯（121）

の影響からメタボリックシンドロームが注目されているせいか，一般用漢方製剤の防風通聖散をCMやドラッグストアでよく見かけるようになり，医師の管理下におかれることなく，ダイエット目的で安易に内服される傾向にあります．この防風通聖散にも黄芩が含まれていて，さらに，防風通聖散以外の名称（意発，エバユーススリム®F，ココスリム，コッコアポ®，ナイシトール®，ホノミ®サンイン，マスラックⅡ，モリカッコミン）でも販売されているため，本人が漢方薬を内服していると自覚しないままに服用している可能性もあります．2005年から2014年までの「厚生労働省副作用情報を調査した報告」[3]では，一般用医薬品中の漢方薬による副作用件数をみると，2014年度43件は，2005年度16件に比較して3倍弱に増加しており，今後の販売方法などに適切な改善策が必要と考えます．

3）肝機能障害

a）肝機能障害の実態

1990年代，慢性肝炎に対して小柴胡湯が頻用され，小柴胡湯による副作用が続出して問題となりました．それ以降，漢方薬による肝機能障害が注目されるようになり，実態が明らかになりつつあります．具体的には，慢性肝炎に対する小柴胡湯エキスの市販後調査にて0.55％に肝機能の変動がみられたという報告[4]や，黄芩が含まれる漢方薬を投与された1,328例のうち13例（1.0％）で肝機能障害を認めたという報告[5]があります．富山大学和漢診療科の調査[6]では，服用から発症までの期間は，3日〜2カ月（中央値3.5週）で，服用開始後1〜2カ月で出現する例が多いと考えられています．また，予後に関しては劇症化や死亡例はなく，原因薬剤の中止により4〜10週（中央値6週）で回復したと報告されています．頻度が高い初発症状としては，全身倦怠感，食思不振，発熱がありますが，無症状である場合も存在します．

b）肝機能障害への注意のしかた

肝機能障害に対する早期発見のために，黄芩の含まれている漢方薬の場合，投与後1〜2カ月において肝機能検査（AST，ALT，γGTP，ALP，LDH）を行うことが推奨されます．さらに長期に内服する場合は，内服期間中は定期的に血液検査を行って経過観察を続ける必要があります．特に肝機能障害の場合は，**自覚症状が乏しい症例も存在することから，無症状であっても，数カ月おきに血液検査を行って，重度の副作用を回避することが重要です．**

4）間質性肺炎

a）間質性肺炎の実態

　　漢方薬による間質性肺炎は，1989年に小柴胡湯による間質性肺炎が報告[7]がされて以降，小柴胡湯以外の漢方薬についても報告されるようになりました．小柴胡湯による間質性肺炎の発症率は，2.5万人対1（0.004％）と推定されており[8]，肝機能障害と比較して，出現頻度はずっと低いです．しかし，ステロイドパルス療法が必要であった症例や死亡例も報告されており，より重篤な病態を呈する可能性がある点から注意する必要があります．初発症状としては，呼吸困難，発熱，咳嗽が特徴的で，ほとんどの症例で認められます．

b）間質性肺炎への注意のしかた

　　数週間以上にわたって黄芩が含まれる漢方薬の投与が予定される場合には，初期症状を患者さんにあらかじめ説明しておくことが副作用を未然に防ぐうえで重要です．理想としては，胸部X線で異常陰影がないことを確認して投与を開始することが望ましいといえます．また投与中も，呼吸困難，発熱，咳嗽などの自覚症状がないか問診して注意を払い，これらの疑わしい症状が現れた場合には，服薬を中止して胸部X線，CTによる精査をすみやかに行う必要があります．

❷ まとめ

　　漢方薬による肝機能障害，間質性肺炎について，現在わかっていることと，漢方治療を行ううえでの注意点を解説しました．前述したように，一般用医薬品による安易な服用が行われていたり，漢方薬が漫然と継続されている診療も存在する一方で，構成生薬を考慮せずに，すべての漢方薬を同一の薬のようにみなして，漢方薬の副作用に対して漠然と不安を抱いているケースも目にします．漢方薬の副作用を正しく知って，正しくおそれて，漢方治療を本当に必要としている患者さんに，適切に漢方薬が届けられることを願ってやみません．

◆ 文　献

1）寺田真紀子，他：漢方薬による間質性肺炎と肝障害に関する薬剤疫学的検討．医療薬学，28：425-434, 2002
2）黄芩．「モノグラフ　生薬の薬効・薬理」（伊田喜光，寺澤捷年/監，鳥居塚和生/著），医歯薬出版，pp21-28, 2003
3）伊藤 隆：厚生労働省副作用情報に基づく一般用漢方製剤の副作用の件数と内容の調査．日本東洋医学雑誌，67：184-190, 2016
4）田嶋 滋，他．カネボウ小柴胡湯エキス製剤の市販後調査成績―使用成績調査II（1966年12月から1997年12月）―．Prog Med, 19：2375-2384, 1999
5）伊藤 隆，他：当院の随証治療における甘草および黄芩による副作用の臨床的特徴．日本東洋医学雑誌，61：299-307, 2010
6）Mantani N, et al：Incidence and clinical features of liver injury related to Kampo (Japanese herbal) medicine in 2,496 cases between 1979 and 1999: problems of the lymphocyte transformation test as a diagnostic method. Phytomedicine, 9：280-287, 2002
7）築山邦規，他：小柴胡湯による薬剤性肺炎の1例．日本胸部疾患学会雑誌，27：1556-1561, 1989
8）厚生省薬務局：小柴胡湯と間質性肺炎．医薬品副作用情報，107, p7, 1991

Profile

吉永　亮　Ryo Yoshinaga

所属：飯塚病院東洋医学センター　漢方診療科
専門：日本東洋医学会漢方専門医，指導医
　　　日本内科学会認定内科医，総合内科専門医
　　　日本プライマリ・ケア連合学会プライマリ・ケア認定医，家庭医療指導医

私は自治医科大学出身で地域医療の経験があります．その経験を活かして，現在も関連の頴田病院で家庭医外来を週1回行っています．特に標榜はしていないものの，私の患者さんは漢方治療を希望する方が集まり，半分以上は漢方外来になっています．小さな子どもとお母さんを一緒に診たり，更年期の女性が来たり，なかなか治らない症状をもった院内スタッフの受診があったり，幅広い患者さんを診療しています．家庭医が漢方治療を行うことは，大きな武器になることを実感します．

コラム 　**漢方エキス製剤の
併用の意義と法則**

吉永　亮

はじめに

　本書では，頻用される漢方薬をもっと幅広く有効に活用してもらうために，各稿には漢方エキス製剤の併用例が紹介されています．漢方薬を使い慣れていない先生のなかには，処方する漢方薬の種類が増えることに抵抗があったり，副作用のリスクが高まるのではないかと，漢方エキス製剤の併用は敷居が高いと感じてしまうかもしれません．しかし，漢方治療はオーダーメード医療と言われるように，本来は患者さんの病態に応じて生薬を加減して投与します（筆者も実際の煎じ薬による漢方治療では生薬単位で微調整しながら治療を行っています）．

　漢方薬は，さまざまな材料（生薬）が含まれた一皿の料理のようなものです．料理はそれぞれの好みに応じて提供する必要があります．例えば「カレーハウスＣ○Ｃ○壱番屋」のカレーを想像してください．痩せ型で胃もたれしやすい人は「ハーフサイズの野菜カレー」が好みかもしれませんし，体格が良いスポーツマンは，「大盛りカツカレー」を注文するかもしれません．また，「辛さ」を選ぶことで，スパイスの量を調整できます．しかし，漢方エキス製剤による治療では，すでに生薬の量が規定された漢方薬を使います．そのため，異なる種類の薬を併用したり，特定の生薬を足すことで多様な患者さんの病態に適応させる必要があります．これがエキス製剤による漢方治療のおもしろいところであり，そして腕の見せどころです．ですので，漢方エキス製剤の併用は，薬の種類を増やしているというより，むしろ患者さんに最適の漢方薬をつくっているという意味合いが強いのかもしれません．しかし，カレーの具にアイスクリームを入れないように，**相性の良くない漢方薬の組合わせも存在するため，闇雲な併用は避けるべき**です．また，副作用の点からは，**甘草が含まれるエキス製剤同士の併用にも注意が必要**です．本書で紹介されているエキス製剤の併用は，以前から頻用されている代表的な併用例ばかりで，言わば，「漢方医によるレシピ集」です．ぜひ，同じような病態の患者さんが思い当たる場合には投与してみてください．エキス製剤を上手に併用して漢方治療が行えるようになると，漢方薬の有効性が高まり，治せる患者さんも増え，漢方治療が一段と楽しくことでしょう．

　本書で紹介されているエキス製剤の併用はいくつかの法則により分類されます．ここでは，その法則を紹介することで漢方医がエキス製剤を併用する意義を理解してもらえればと思います．

① エキス製剤にない漢方薬に近似させる

エキス製剤が存在しない漢方薬も他のエキス製剤を併用することで，ある程度近似させてつくることができます．特に風邪に対する**桂枝二越婢一湯**，高度な冷えや倦怠感に対する**茯苓四逆湯**は効果も高く当科では頻用している漢方薬です．ぜひ併用して使ってみてください．

> **例**
> - 桂枝二越婢一湯　≒ 桂枝湯 + 越婢加朮湯（第2章-1を参照）…風邪に対する頻用処方
> - 茯苓四逆湯　　　≒ 真武湯 + 人参湯（第3章-3を参照）…高度な冷えと倦怠感
> - 葛根加苓朮附湯　≒ 葛根湯 + 真武湯（第1章-5, 第3章-3を参照）…肩こりの基本処方
> - 甘草瀉心湯　　　≒ 半夏瀉心湯 + 甘草湯（第3章-1を参照）…頻回な下痢，精神症状
> - 柴芍六君子湯　　≒ 六君子湯 + 四逆散（第1章-4を参照） ┐
> - 香砂六君子湯　　≒ 六君子湯 + 香蘇散（第1章-4を参照） ┘ 六君子湯を使っても今一つな場合

② 足りない作用を増強する

1) 漢方薬を併用

漢方薬を併用することで共通する生薬の量を増やしたり，異なる生薬を追加することで効果を増強させることができます．

> **例**
> - 大建中湯 + 桂枝加芍薬湯（第1章-1を参照）…腹痛・腹満に対する作用を増強
> - 小青竜湯 + 麻黄附子細辛湯（第2章-1を参照）…温める作用を増強
> - 小青竜湯 + 麻杏甘石湯（第2章-1を参照）…清熱作用を増強

2) ブシ末を併用

ブシ末を追加して体を温める作用，鎮痛作用を強化することができます．ブシ末の併用は，最も敷居が高いかもしれませんが，市販されているブシ末は十分加熱処理されており，トリカブトの毒性としてはかなり弱いです．そして，**触診で冷感がある，入浴で温まると症状が改善する**など，冷えが確認できた症例や温める漢方薬単独で改善が今一歩の場合など，冷えの存在が確認できた症例に対して投与すれば副作用を起こすことはまずありません．自信がつくまでは，**1日1回0.5gずつ増量して，最終的に1日3回1.5gまで増量する**とよいです（特に朝や夜は気温や体温が冷える時間帯ですから，朝や夜の内服分から加えていくのがよいでしょう）．

ちなみに現在流通しているブシ末としては，ブシ末（ツムラ），加工ブシ末（三和，大杉），アコニンサン錠（三和）があります．メーカーごとの加工処理のしかたにより若干作用が異なるとも言われていますが，実際の臨床では同様に使っても大きな違いはないと考えます．

> **例**
> - 芍薬甘草湯 ＋ ブシ末（第1章-2参照）
> - 小青竜湯 ＋ ブシ末（第2章-1参照）
> - 当帰芍薬散 ＋ ブシ末（第2章-5参照）
> - 真武湯 ＋ ブシ末（第3章-3参照）
> → いずれも体を温める作用や鎮痛作用を強化する目的で追加する．

❸ その他

　その他にも，副作用を軽減させるため（八味地黄丸 or 牛車腎気丸 ＋ 人参湯，第3章-4を参照）や，2つの病態が併存している場合（葛根加朮附湯 ＋ 桂枝茯苓丸，茯苓飲 ＋ 半夏厚朴湯，柴胡桂枝湯 ＋ 麦門冬湯，第2章-5，第2章-3，第2章-2を参照）などに併用する場合もあります．さらに，今回紹介した法則には当てはまらないものの，実際に臨床ではよく併用されて効果のある組合わせがあることも事実で，漢方治療の奥深さを実感します．まずは，本書で紹介されている併用例から始めて，漢方エキス製剤の併用の威力を実感していただければと思います．

Profile
吉永 亮　Ryo Yoshinaga
所属：飯塚病院東洋医学センター 漢方診療科
専門：日本東洋医学会漢方専門医，指導医
　　　日本内科学会認定内科医，総合内科専門医
　　　日本プライマリ・ケア連合学会プライマリ・ケア認定医・家庭医療指導医
当科では，短期・長期を問わず，漢方を勉強したい先生の見学・研修を受け入れています．漢方への熱い（熱すぎる！？）情熱をもった漢方指導医が揃っていますのでご希望の先生は当科までぜひご連絡ください．（pkanpopo@aih-net.com）

コラム 近隣の薬局に出したい漢方薬がないとき

樫尾明彦

はじめに

　今回，書籍のニーズを探るにあたり，家庭医・総合診療医からあがったのが，「漢方について
せっかく学んでも，実際に現場で漢方薬を処方しようとすると，**出せる処方が限られていてす
ぐに出せないことがある**」というコメントでした．例えば，院内処方の場合，限られた漢方薬
以外は出せないという場合や，院外処方でも，近隣の薬局に出したい処方の在庫がないという
現状も，家庭医・総合診療医は経験することがあるようです．一定期間診療を続けている医療
機関では，近隣の薬局の漢方薬の在庫を把握できていきますが，異動して間もない状況や臨時
で診療をする場合には，大手メーカーの漢方薬でも近隣の薬局に在庫がなく（もしくは足りな
く），入手できるのは同日の数時間後かもしくは翌日になってしまうような経験を筆者もしてい
ます．

> **症例**
> 風邪症状で外来受診した50歳代女性．
> 【病歴】発熱はないものの咽頭痛と悪寒あり，診察の結果，感冒と考え，麻黄附子細辛湯を処方し
> た．患者さんが訪れた最寄りの薬局では，風邪の漢方薬で十分な在庫があるのは麻黄湯と葛根
> 湯，小青竜湯のみで，麻黄附子細辛湯については在庫が足りず，不足分は本日中には手配でき
> るとのことであった．患者さんと相談して，まずは在庫分を処方して，不足分は薬局から患者
> さん宅まで届けることで対応することとした．

　こういったケースは，近隣に漢方薬をよく処方する医療機関が多くない場合には，ありうる
ことかと思われます．漢方専門外来がある医療機関が近隣にあるような場合には，エキス製剤
も各種メーカーが揃い，煎じ薬も含めて，細かく対応できる薬局が近くにあることも予想され
ますが，漢方薬が処方されるのがそこまで多くない地域では，いくつか近隣の薬局をあたって
も，出したい漢方薬が十分量はすぐには得られないこともありえます．

ではどうすればよいか？

出したい漢方薬がすぐには在庫が揃わない場合に，どのような対策が考えられるでしょうか．まず1）代替薬と，2）長期的にどう対処していくかに分けて考えてみたいと思います．

1) 代替薬を考える

慢性の経過の訴えへの処方なら，半日や数日，内服が遅れることもやむをえないとも考えられますが，風邪など急性疾患への処方は，できれば早めに内服を開始したいところです．もし出したい処方が，病棟や夜間休日の院内処方や近隣の薬局にない場合に，まずできる対応としては，すぐに出せる漢方薬のなかから，適応を大きく外れない代替薬を選ぶという選択肢があります．

代替薬の例

・麻黄湯　→　葛根湯
　ともに風邪の初期で悪寒があり汗がないときに用いる（第1章-5を参照）．
・麻黄附子細辛湯　→　小青竜湯
　構成生薬の共通点があり，適応となる病態も近い（第2章-1を参照）．

　その他，以下のような代替薬もあります．
・清暑益気湯（せいしょえっきとう）　→　補中益気湯（ほちゅうえっきとう）：夏バテの場合．
・牛車腎気丸（ごしゃじんきがん）　→　八味地黄丸（はちみじおうがん）：下半身の冷えの場合．
・小半夏加茯苓湯（しょうはんげかぶくりょうとう）　→　半夏厚朴湯（はんげこうぼくとう）：妊娠悪阻の場合．

2) 長期的に… ピンチはチャンスに ～多職種連携の機会に～

もし，病棟や夜間休日の対応などで用いる院内処方を見直す機会があれば，本書でとり上げた処方を中心に，漢方薬を院内処方に採用するメリットをぜひ広めてほしいと思います．また，近隣の薬局は，周辺の医療機関からよく出される処方については在庫を揃えるようにしていると考えられますので，漢方薬の在庫がある薬局が近くに見つからないという現状には，近隣で漢方薬を処方する医療機関がまだ多くないことが予想されます．

まずは，近隣の薬局の薬剤師と，どのような処方が頻回に処方する可能性が高いかを情報交換してみましょう．新規の漢方薬を処方したい場合，薬局の立場としては，なるべく使用頻度の高くない薬剤の在庫を抱えることは避けたいことから，漢方薬の不要な在庫を出さないような工夫が求められます．例えば，42包入りの小さい包装を薬局に購入してもらい，1回1包　1日3回2週間（計42包）で処方する方法があります．そして，2週間後，その漢方薬が有効であれば，改めて追加で処方する方針とすると在庫がそこまで残りません．周辺の薬局の間でどの処方の在庫がどこの薬局にあるかを把握しているなど，近隣の薬局の事情を聴いてはじめて知る情報もあるかと思われます．そこから，定期的なカンファレンスのような，**薬局とのコミュニケーションの機会**のきっかけをつくれるかもしれません．

さらに，もし近隣の医療機関の医師と集まって情報交換する機会があり，周りの医師がまだ漢方薬を十分に活かせていないなと感じたら，「実は漢方薬ってこんなにすぐに効いてくることもあるんですよ」と伝えてみてください．いわば**漢方薬の「正しい」広告塔**に，読者の方々にはなっていただきたいと思います．

　実は，前述のケースは筆者自身の経験です．今では，麻黄附子細辛湯は，患者さんからのニーズも増えてきているのか，筆者のいる地域では筆者以外の医師からも，風邪の漢方薬でよく出される処方の1つとなり，複数の近隣の薬局で，すぐに十分量（と言っても数日分ですが）出せるようになってきているようです．

【謝辞】
　本稿執筆にあたり，プライマリ・ケア認定薬剤師の鈴木邦子先生と八田重雄先生には，企画段階から貴重なご助言をいただきました．大変感謝申し上げます．

Profile

樫尾明彦　Akihiko Kashio
所属：給田ファミリークリニック／和田堀診療所
前医でなかなか漢方薬が試されてこなかったとき，なぜなのかなと，悶々としていたことがありました．あるとき「漢方薬を試したくても院内処方に採用がないと入院中は出せなくて…」と言われたことが，今回の原稿を書こうと思ったきっかけです．院内処方の採用薬は定期的に見直すこともお勧めです．院外処方についても，漢方薬を積極的に処方するには，近隣の薬局との連携も大切かと思われ，多職種連携のきっかけにもなります．

処方名・生薬名の索引

あ〜お

阿膠 [あきょう] 144
医王湯 [いおうとう] 107
胃弱 [いじゃく] 102, 109
胃部振水音 [いぶすいしんおん] 139
陰証の葛根湯 [いんしょうのかっこんとう]
.... 149
陰性食品 [いんせいしょくひん] ... 156
咽中炙臠 [いんちゅうしゃれん] ... 85, 87, 92
茵陳五苓散 [いんちんごれいさん] 145
越婢加朮湯 [えっぴかじゅつとう]
.... 71, 145, 175
黄耆 [おうぎ] 100, 105
黄耆建中湯 [おうぎけんちゅうとう] 106
黄芩 [おうごん] 134, 170
黄芩湯 [おうごんとう] 17, 145
黄連 [おうれん] 134
黄連解毒湯 [おうれんげどくとう] ... 37, 133
瘀血 [おけつ] 112, 120, 163

か〜こ

葛根 [かっこん] 59
葛根加朮附湯 [かっこんかじゅつぶとう] ... 59
葛根加苓朮附湯
 [かっこんかりょうじゅつぶとう] 175, 176
葛根湯 [かっこんとう] 54, 175
葛根湯加川芎辛夷
 [かっこんとうかせんきゅうしんい] 58
滑石 [かっせき] 144
加味帰脾湯 [かみきひとう] 108

加味逍遙散 [かみしょうようさん]
.... 86, 111, 120, 152, 162
肝 [かん] 35
乾姜 [かんきょう] 12, 114, 134
完穀下痢 [かんこくげり] 153
甘草 [かんぞう]
 ... 25, 36, 46, 51, 76, 99, 121, 135, 169
甘草瀉心湯 [かんぞうしゃしんとう]
.... 134, 135, 175
甘草湯 [かんぞうとう] 175
気 [き] 99, 112
気鬱 [きうつ] 51, 92
気逆 [きぎゃく] 125
気虚 [ききょ] 45, 92, 99
桔梗石膏 [ききょうせっこう] 58
気滞 [きたい] 92
去杖湯 [きょじょうとう] 25
金匱要略 [きんきようりゃく] 76
駆瘀血薬 [くおけつやく] 112
口訣 [くけつ] 37
桂枝加葛根湯 [けいしかかっこんとう] 59
桂枝加芍薬大黄湯
 [けいしかしゃくやくだいおうとう] 18
桂枝加芍薬湯 [けいしかしゃくやくとう] ... 175
桂枝加竜骨牡蠣湯
 [けいしかりゅうこつぼれいとう] 125
桂枝湯 [けいしとう] 57, 175
桂枝二越婢一湯 [けいしにえっぴいっとう]
.... 175
桂枝茯苓丸 [けいしぶくりょうがん]
 ... 59, 111, 112, 120, 126, 152, 163, 176
桂皮 [けいひ] 55, 59, 101, 112, 159
血 [けつ] 112

血虚 [けっきょ] 101, 109
健胃作用 [けんいさよう] 101
膠飴 [こうい] 12
香砂六君子湯 [こうしゃりっくんしとう]
.... 51, 175
紅参 [こうじん] 107
紅参末 [こうじんまつ] 107
香蘇散 [こうそさん] 51, 175
香附子 [こうぶし] 51
粳米 [こうべい] 76
厚朴 [こうぼく] 85
牛膝 [ごしつ] 114, 158
五積散 [ごしゃくさん] 163
牛車腎気丸 [ごしゃじんきがん]
.... 35, 114, 158, 176
呉茱萸湯 [ごしゅゆとう] ... 30, 136, 142
五臓 [ごぞう] 35
五淋散 [ごりんさん] 162
五苓散 [ごれいさん] 27, 114, 138, 150

さ〜そ

臍下不仁 [さいかふじん] 161
柴胡 [さいこ] 36, 81, 101, 121
柴胡加竜骨牡蠣湯
 [さいこかりゅうこつぼれいとう] 27, 125
柴胡桂枝乾姜湯 [さいこけいしかんきょうとう]
.... 108
柴胡桂枝湯 [さいこけいしとう] ... 27, 81, 176
柴胡剤 [さいこざい] 79, 81, 170
柴芍六君子湯 [さいしゃくりっくんしとう] ... 175
柴苓湯 [さいれいとう] 27

処方名・生薬名の索引

三黄瀉心湯 [さんおうしゃしんとう] …………………… 37, 133, 134
山梔子 [さんしし] ………………… 121, 123
山茱萸 [さんしゅゆ] ……………………… 159
山椒 [さんしょう] ……………………… 12
山薬 [さんやく] ……………………… 159
地黄 [じおう] ………………… 101, 114, 159
自汗 [じかん] ……………………… 150
四逆散 [しぎゃくさん] ………… 16, 52, 175
四君子湯 [しくんしとう] ……………… 46
柿蒂湯 [していとう] ………………… 30, 136
子母同服 [しぼどうふく] ……………… 35
四物湯 [しもつとう] ……………………… 27
芍薬 [しゃくやく]
…… 19, 25, 59, 101, 102, 112, 121, 150
芍薬甘草湯 [しゃくやくかんぞうとう]
……………………… 25, 114, 136, 176
芍薬甘草附子湯 [しゃくやくかんぞうぶしとう]
……………………………………… 29
瀉下作用 [しゃげさよう] ……………… 114
瀉心 [しゃしん] ……………………… 128
瀉心湯 [しゃしんとう] ………………… 134
車前子 [しゃぜんし] …………… 114, 158
十全大補湯 [じゅうぜんたいほとう]
……………………… 99, 101, 114
朮 [じゅつ] ……………… 99, 102, 139
潤腸湯 [じゅんちょうとう] ……………… 164
傷寒論 [しょうかんろん] ……… 54, 76, 139
生姜 [しょうきょう]
……………… 46, 51, 85, 101, 121, 150
生姜瀉心湯 [しょうきょうしゃしんとう] … 134
上古天真論篇 [じょうこてんしんろんへん]
……………………………………… 160
小柴胡湯 [しょうさいことう] …………… 171

小青竜湯 [しょうせいりゅうとう]
……………… 57, 65, 79, 175, 176
升提作用 [しょうていさよう] …………… 105
小腹 [しょうふく] ……………………… 161
升麻 [しょうま] ………………… 101, 105
四苓湯 [しれいとう] ……………………… 139
腎 [じん] ……………………… 158
心下痞鞕 [しんかひこう] ……………… 128
腎気丸 [じんきがん] …………………… 159
腎虚 [じんきょ] ………………… 158, 160
心身一如 [しんしんいちにょ] …………… 129
真武湯 [しんぶとう] ……… 17, 27, 59,
107, 114, 138, 142, 149, 175, 176
水 [すい] ……………… 64, 112, 138
水滞 [すいたい] ……………… 64, 138
水毒 [すいどく] … 47, 64, 65, 138, 149, 163
正官庄コウジン末 [せいかんしょうこうじんまつ]
……………………………………… 107
臍上悸 [せいじょうき] ………………… 64
清暑益気湯 [せいしょえっきとう] … 28, 108
清心蓮子飲 [せいしんれんしいん] ……… 162
世医得効方 [せいとくこうほう] ………… 46
薛己 [せっき] ……………………… 34
川芎 [せんきゅう] ……… 36, 101, 102, 112
蒼朮 [そうじゅつ] ………… 36, 139, 150
疎経活血湯 [そけいかっけつとう]
……………………… 27, 29, 163
蘇葉 [そよう] ……………………… 51, 85

た〜と

大黄 [だいおう] ……………………… 114
大黄甘草湯 [だいおうかんぞうとう] …… 116
大建中湯 [だいけんちゅうとう] … 12, 164, 175

大棗 [たいそう] ………… 46, 76, 101
沢瀉 [たくしゃ]
………… 102, 112, 139, 144, 152, 159
沢瀉湯 [たくしゃとう] ………… 142, 152
中 [ちゅう] ……………………… 12, 99
釣藤鈎 [ちょうとうこう] ……………… 36
猪苓 [ちょれい] ………………… 139, 144
猪苓湯 [ちょれいとう] ……… 138, 144, 162
猪苓湯合四物湯 [ちょれいとうごうしもつとう]
……………………………………… 162
陳皮 [ちんぴ] ………………… 46, 51, 101
桃核承気湯 [とうかくじょうきとう] … 114, 152
当帰 [とうき] ………… 36, 102, 112, 121
当帰建中湯 [とうきけんちゅうとう] … 30, 114
当帰四逆加呉茱萸生姜湯
　[とうきしぎゃくかごしゅゆしょうきょうとう] … 114
当帰芍薬散 [とうきしゃくやくさん]
……………… 102, 111, 120, 126, 152, 176
当芍美人 [とうしゃくびじん] …………… 112
桃仁 [とうにん] ……………………… 112

に〜の

人参 [にんじん] ……… 12, 46, 76, 99, 114
人参湯 [にんじんとう] …… 17, 48, 49, 107, 114,
129, 144, 152, 175, 176
人参養栄湯 [にんじんようえいとう] …… 108
納気 [のうき] ……………………… 163

は〜ほ

梅核気 [ばいかくき] ……………………… 85
麦門冬 [ばくもんどう] ……………………… 76
麦門冬湯 [ばくもんどうとう] …… 76, 89, 176

八味丸 [はちみがん] ……………………… 159
八味地黄丸 [はちみじおうがん] … 27, 81, 114, 152, 158, 176
薄荷 [はっか] …………………………… 121
半夏 [はんげ] ……………………… 46, 76, 85
半夏厚朴湯 [はんげこうぼくとう]
　………………… 79, 85, 125, 164, 176
半夏瀉心湯 [はんげしゃしんとう]
　………………………… 16, 30, 35, 128, 175
白朮 [びゃくじゅつ] … 46, 112, 114, 121, 139
表証 [ひょうしょう] ………………………… 72
風邪 [ふうじゃ] ……………………………… 55
腹中雷鳴 [ふくちゅうらいめい] ………… 130
腹直筋攣急 [ふくちょくきんれんきゅう]
　……………………………… 26, 95, 161
腹満 [ふくまん] ……………………………… 13
腹鳴 [ふくめい] …………………………… 139
茯苓 [ぶくりょう] … 36, 46, 85, 99, 102, 112, 121, 139, 144, 150, 159
茯苓飲 [ぶくりょういん] … 51, 89, 129, 176
茯苓飲合半夏厚朴湯
　[ぶくりょういんごうはんげこうぼくとう] … 52, 89
茯苓四逆湯 [ぶくりょうしぎゃくとう]
　……………………………………… 156, 175
附子 [ぶし] ………………………… 29, 150, 159
防已黄耆湯 [ぼういおうぎとう] …… 72, 163
方伎雑誌 [ほうぎざっし] ………………… 36
芒硝 [ぼうしょう] ………………………… 114
防風通聖散 [ぼうふうつうしょうさん] …… 171
保嬰金鏡録 [ほえいきんきょうろく] ……… 35
補気剤 [ほきざい] ………………………… 99
補血作用 [ほけつさよう] ………………… 101
補腎剤 [ほじんざい] ……………………… 159
牡丹皮 [ぼたんぴ] ………… 112, 121, 159

補中益気湯 [ほちゅうえっきとう]
　………… 28, 48, 49, 81, 99, 101, 164
補脾益気 [ほひえっき] …………………… 14

ま

麻黄 [まおう] …………………………… 55, 59
麻黄湯 [まおうとう] ……………………… 56
麻黄附子細辛湯 [まおうぶしさいしんとう]
　………………………………… 57, 65, 175
麻杏甘石湯 [まきょっかんせきとう] … 72, 175

り〜ろ

六君子湯 [りっくんしとう] …… 45, 129, 175
竜胆瀉肝湯 [りゅうたんしゃかんとう] …… 162
苓姜朮甘湯 [りょうきょうじゅつかんとう]
　………………………………… 27, 138
苓桂 [りょうけい] ………………………… 152
苓桂朮甘湯 [りょうけいじゅつかんとう]
　………………………… 138, 142, 152
類聚方広義 [るいじゅほうこうぎ] ……… 133
六味丸 [ろくみがん] ……………… 81, 159

用語索引

数字・記号

11β-HSD-2 ················· 167
11β-hydroxysteroid dehydrogenase-2 ················· 167

欧文

A～C

AD ································ 37
Alzheimer's disease ············ 37
behavioral and psychological symptoms of dementia ··· 34
BPSD ····························· 34
chronic obstructive pulmonary disease ······················· 80
COPD ···························· 80
CPT-11 ························· 131

D～F

dementia with Lewy bodies ····· 37
DLB ······························ 37
FD ················ 45, 49, 53, 90, 97
fronto-temporal lobar degeneration ······················· 37
FTLD ···························· 38
functional dyspepsia ··········· 45

G～N

gastroesophageal reflux disease ······························· 45
GERD ················ 45, 49, 53
IBS ························ 16, 131
NRS ···························· 165
numerical rating scale ······· 165

V

VaD ····························· 37
VAS ····························· 80
vascular dementia ············ 37
VASスケール ················ 165
visual analogue scale ······ 80, 165

和文

あ～お

アクアポリン ················· 141
浅田宗伯 ······················· 37
味 ······························· 20
アスペルガー症候群 ············ 41
汗 ······························· 55
汗の有無 ························ 55
雨降り前 ······················ 139
雨降り前の体調不良 ········· 138
アルツハイマー型認知症 ······· 37
アレルギー性鼻炎 ···· 58, 64, 65, 66, 69
アンチエイジング ············ 159
胃食道逆流症 ·············· 45, 49

胃腸虚弱 ······················ 157
胃腸障害 ······················· 71
胃もたれ ·········· 58, 128, 129, 136
イライラ ······················ 126
イリノテカン塩酸塩 ·········· 131
医療用漢方薬 ················· 164
色白 ······················ 112, 113
咽喉頭異常感症 ············ 87, 97
咽喉部の違和感 ················ 85
咽頭痛 ······················ 65, 68
インフルエンザ ················ 56
ウイルス性胃腸炎 ············ 147
ウイルス性腸炎 ············ 17, 22
うつ病 ························ 107
エプリー法 ···················· 141
嘔吐 ··························· 143
嘔吐下痢症 ·············· 143, 147
悪寒 ······················· 54, 55
尾台榕堂 ························ 36

か～こ

回転性 ························ 142
開腹術後 ······················· 16
顔色が悪い ················ 65, 149
化学療法 ······················· 31
加工ブシ末 ················ 73, 116
風邪 ········ 54, 61, 62, 65, 66, 154, 157
肩関節周囲炎 ·············· 59, 62
肩こり ···················· 59, 62
過敏性腸症候群 ········ 16, 22, 131

がん ……………………… 104, 109	くしゃみ ……………………… 65	こわばり ……………………… 139
肝機能障害 …………………… 170, 171	頸肩腕痛 ……………………… 59	
丸剤 …………………………… 164	血圧上昇 ……………………… 58	
間質性肺炎 …………………… 170, 172	血管性認知症 …………………… 37	## さ〜そ
乾性咳嗽 …………………… 76, 77, 83, 95	血虚スコア …………………… 102	寒気 …………………………… 65
関節炎 ………………………… 72	月経異常 ……………………… 112, 113	サルコペニア ………………… 162
関節腫脹 ……………………… 138	月経困難症 ……………… 111, 112, 114, 115	三大漢方婦人薬 ……………… 111
関節痛 ………………………… 56, 155	月経前症候群 …………… 111, 120, 121	シェーグレン症候群 ………… 81, 83
感染後咳嗽 …………………… 79	月経痛 ………………… 30, 32, 113, 126	地黄による消化器症状 ……… 164
感冒後咳嗽 …………………… 79, 83	月経不順 ……………………… 126	子宮 …………………………… 113
漢方エキス製剤 ……………… 174	月経前の浮腫 ………………… 147	歯痕 …………………………… 47
寒冷じんま疹 ………………… 71	下痢 ………… 13, 122, 128, 130, 131, 136, 139, 143, 144, 149, 153	四肢末梢の冷え ……………… 152
気管支炎 ……………………… 65, 66		湿性咳嗽 ……………………… 89, 95, 97
気管支喘息 ………………… 65, 66, 79, 83	下痢型 ………………………… 16	消化器症状 …………………… 128
気虚スコア …………………… 100	倦怠感 ………… 99, 103, 107, 109, 149	食後の眠気 …………………… 102
偽性アルドステロン症 …… 26, 167	口渇 ……… 69, 71, 72, 138, 139, 143, 150	褥瘡 …………………………… 106, 109
蟻走感 ………………………… 124	抗がん剤 ……………………… 131	食欲不振 … 47, 53, 58, 102, 128, 129, 136
気疲れ ………………………… 108	交感神経興奮作用 …………… 71	女性 …………………………… 169
吃逆 …………………………… 30, 136	交感神経賦活作用 …………… 58	心窩部 ………………………… 139
機能性胃腸症 ………………… 49	口腔乾燥症 …………………… 83	心窩部のつかえ感 …………… 128
機能性ディスペプシア ……… 45, 90	高血圧 ………………………… 167	心窩部膨満感 ………………… 125
逆流性食道炎 ………………… 89, 90, 97	向精神薬 ……………………… 92	神経過敏 ……………………… 85
華奢 …………………………… 112, 113	口内炎 ………………………… 128, 133, 136	神経質 ………………………… 86
急性ウイルス性上気道炎 …… 55	更年期障害 …………………… 120, 123, 126	神経痛 ………………………… 155, 157
急性気管支炎 ………………… 154	更年期症状 …………………… 112, 113	心身症 ………………………… 92, 97
急性腹症 ……………………… 15	項背部のこわばり …………… 55, 56	身体が重だるい ……………… 139
急性腰痛症 …………………… 29	抗ヒスタミン薬 ……………… 64	身体症状症（身体表現性障害） ……………………………… 92, 97
胸水 …………………………… 138, 149	抗不安薬 ……………………… 92	
虚弱 …………………………… 157	高プロラクチン血症 ………… 30	心不全 ………………………… 154, 157
去痰薬 ………………………… 89	抗めまい薬 …………………… 141	真武湯の7徴候 ……………… 153
起立時 ………………………… 142	高齢 …………………………… 169	水様下痢 ……………………… 143
筋緊張性頭痛 ………………… 59, 62	誤嚥性肺炎 …………………… 91	水様性 ………………………… 17
筋肉痛 ………………………… 56, 169	こむら返り …………………… 27, 32	水様痰 ………………………… 65

水様鼻汁	65
頭重感	157
頭痛	114, 139, 141, 147, 169
ストレス	86
スピロノラクトン	169
生活指導	21
精神科・心療内科疾患	97
精神症状	135
咳喘息	79, 83
全身倦怠感	65, 152
全身の冷え	152
前頭側頭葉変性症	37
蠕動不穏	14
全般性不安障害	97
爪異常	109

た〜と

帯状疱疹後神経痛	71
代替薬	178
唾液	138
多職種連携	178
脱水	149
脱毛	109
脱力感	169
胆石	29, 32
注意欠陥多動性障害	40
中止基準	21
中枢興奮作用	71
中枢性鎮咳薬	77
腸管運動亢進作用	13
腸管運動抑制作用	13
腸管の冷え	12, 14

腸内細菌	168
腸閉塞	12, 15, 22
鎮痙	25
鎮痛	25
鎮痛作用	175
手足の冷え	157
低カリウム血症	167
寺澤の気鬱スコア	93
てんかん	41
動悸	58, 71, 121, 125, 139
凍瘡	114
特発性腸間膜静脈硬化症	122
トリカブト	150

な〜の

内臓下垂	105, 109
夏バテ	108
にきび	113
日光過敏症	71
乳腺炎	60, 62
尿が少ない	138
尿不利	150
尿量減少	138, 143
尿路結石	29, 32
認知症	34
寝汗	105, 109
熱性けいれん	41
熱中症	28, 32
粘り	71
眠気	122
粘稠な痰	76, 77
喉のつまり感	125

のぼせ	113

は〜ほ

排尿障害	58
歯型	139
激しい下痢	135
発汗	121, 138
発汗作用	56
鼻水	138
パニック障害	97
冷え	65, 72, 112, 113
冷え症	109, 114, 149, 151, 157
冷えのぼせ	152
皮疹	125
皮膚乾燥	109
皮膚瘙痒症	155
鼻閉型アレルギー性鼻炎	58, 62
不安感	125
不安障害	92
副作用対策	31
腹診	161
腹水	138, 149
腹痛	13, 29, 32
腹痛症	18, 22
副鼻腔炎	58, 62
腹部	161
腹部所見	26, 128
藤平健	39
ブシ末	175
浮腫	138, 139, 145, 147, 167, 169
婦人科系の不調	120
二日酔い	128, 133, 146, 147

不定愁訴	121
浮動性	142
不妊症	112
不眠	58, 71, 121, 125
不眠症	124
浮遊耳石置換法	141
噴水様の嘔吐	143
併用	174
便臭	17
便秘	17
便秘型	16
便秘症	22
発赤	71
ホットフラッシュ	121
ほてり	169
本態性高血圧	169

ま〜め

末梢性鎮咳作用	77
慢性炎症性疾患	105, 109
慢性肝炎	171
慢性下痢	22, 157
慢性硬膜下血腫	145, 147
慢性呼吸器疾患	108
慢性疼痛	41
慢性閉塞性肺疾患	80, 83
耳鳴り	139
浮腫み	112, 114
夢遊病	135
目黒道琢	37
メタボリックシンドローム	171
めまい	139, 141, 147, 149, 152, 157
メモの証	86
免疫力低下	105

や〜よ

山田業精	96
腰痛症	32
夜泣き	40

り〜わ

利水薬	138, 140
利尿薬	140
レイノー症状	114
レビー小体型認知症	37
老化	160
和田東郭	96

執筆者一覧

■ 編集

吉永　亮	飯塚病院東洋医学センター 漢方診療科
樫尾 明彦	給田ファミリークリニック / 和田堀診療所

■ 執筆 （掲載順）

土倉 潤一郎	土倉外科胃腸科医院
伊藤 ゆい	伊江村立診療所
桒谷 圭二	くわたに内科
樫尾 明彦	給田ファミリークリニック / 和田堀診療所
吉永　亮	飯塚病院東洋医学センター 漢方診療科
井上 博喜	飯塚病院東洋医学センター 漢方診療科
溝口 孝輔	飯塚病院東洋医学センター 漢方診療科
福田 知顕	米の山病院 漢方診療部
大田 静香	名瀬徳洲会病院 漢方内科
前田 ひろみ	あおやまクリニック
村井 政史	北海道漢方医学センター附属 北大前クリニック
後藤 雄輔	飯塚病院東洋医学センター 漢方診療科
矢野 博美	飯塚病院東洋医学センター 漢方診療科
角藤　裕	愛媛県立中央病院 漢方内科 / 総合診療科

Gノート　Vol.4　No.6（増刊）

本当はもっと効く！もっと使える！
メジャー漢方薬
目からウロコの活用術

編集／吉永　亮，樫尾明彦

Gノート 増刊

Vol. 4 No. 6　2017〔通巻25号〕
2017年9月1日発行　第4巻　第6号
ISBN978-4-7581-2324-2
定価　本体4,800円＋税（送料実費別途）
年間購読料
　15,000円＋税（通常号6冊，送料弊社負担）
　24,600円＋税（通常号6冊，増刊2冊，送料弊社負担）
郵便振替　00130-3-38674

© YODOSHA CO., LTD. 2017
Printed in Japan

発行人　一戸裕子
発行所　株式会社羊土社
　〒101-0052
　東京都千代田区神田小川町2-5-1
　TEL　03 (5282) 1211
　FAX　03 (5282) 1212
　E-mail　eigyo@yodosha.co.jp
　URL　www.yodosha.co.jp/
装　幀　Malpu Design（柴崎精治）
印刷所　三報社印刷株式会社
広告申込　羊土社営業部までお問い合わせ下さい．

本誌に掲載する著作物の複製権・上映権・譲渡権・公衆送信権（送信可能化権を含む）は（株）羊土社が保有します．
本誌を無断で複製する行為（コピー，スキャン，デジタルデータ化など）は，著作権法上での限られた例外（「私的使用のための複製」など）を除き禁じられています．研究活動，診療を含み業務上使用する目的で上記の行為を行うことは大学，病院，企業などにおける内部的な利用であっても，私的使用には該当せず，違法です．また私的使用のためであっても，代行業者等の第三者に依頼して上記の行為を行うことは違法となります．

JCOPY ＜(社)出版者著作権管理機構 委託出版物＞
本誌の無断複写は著作権法上での例外を除き禁じられています．複写される場合は，そのつど事前に，（社）出版者著作権管理機構（TEL 03-3513-6969, FAX 03-3513-6979, e-mail：info@jcopy.or.jp）の許諾を得てください．

プライマリ・ケアや地域医療に関わるすべての医師の方へ！

患者を診る　地域を診る　まるごと診る

総合診療のGノート
General Practice

年間定期購読料（国内送料サービス）
- 通常号（隔月刊6冊）　　　定価（本体15,000円＋税）
- 通常号＋WEB版　　　　　　定価（本体18,000円＋税）
- 通常号＋増刊（隔月刊6冊＋増刊2冊）　定価（本体24,600円＋税）
- 通常号＋WEB版＋増刊　　　定価（本体27,600円＋税）

※WEB版は通常号のみのサービスとなります

あらゆる疾患・患者さんを まるごと診たい！

そんな医師のための「**総合診療**」の実践雑誌

- **現場目線の具体的な解説**だから, かゆいところまで手が届く
- 多職種連携, 社会の動き, 関連制度なども含めた**幅広い内容**
- 忙しい日常のなかでも **バランスよく知識をアップデート**

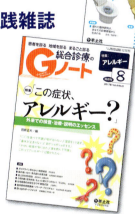

特集

▶ 2017年8月号 (Vol.4 No.5)　**最新号**
「この症状, アレルギー？」
外来での検査・治療・説明のエッセンス　　編集／田原正夫

▶ 6月号 (Vol.4 No.4)
コモンプロブレムへのアプローチ
便秘問題, すっきり解決！　編集／木村琢磨, 阿部 剛

▶ 4月号 (Vol.4 No.3)
患者にきちんと届く！届ける！
予防医療プラクティス　　編集／岡田唯男

連載も充実！

▶ どうなる日本!? こうなる医療!!
▶ 薬の使い分け
▶ 優れた臨床研究は, あなたの診療現場から生まれる
▶ 在宅医療のお役立ちワザ
▶ 思い出のポートフォリオ
▶ ガイドライン早わかり
▶ 小児科医 宮本先生, ちょっと教えてください！
▶ 誌上EBM抄読会

ほか 新連載も！

※ 内容は変更になることがございます

最新情報はホームページで!!　http://www.yodosha.co.jp/gnote/　定期購読も承っています

発行　**羊土社** YODOSHA
〒101-0052　東京都千代田区神田小川町2-5-1　TEL 03(5282)1211　FAX 03(5282)1212
E-mail : eigyo@yodosha.co.jp
URL : www.yodosha.co.jp/

ご注文は最寄りの書店, または小社営業部まで

プライマリケアと救急を中心とした総合誌

レジデントノート

医療現場での実践に役立つ研修医のための必読誌！

レジデントノートは，研修医・指導医にもっとも読まれている研修医のための雑誌です

月刊　毎月1日発行　B5判　定価（本体2,000円＋税）

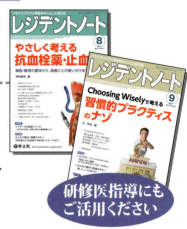

研修医指導にもご活用ください

特徴
① 医師となって最初に必要となる"基本"や"困ること"をとりあげ，ていねいに解説！
② 画像診断，手技，薬の使い方など，すぐに使える内容！日常の疑問を解決できます
③ 先輩の経験や進路選択に役立つ情報も読める！

増刊 レジデントノート

増刊　年6冊発行　B5判

月刊レジデントノートのわかりやすさで，1つのテーマをより広く，より深く解説！

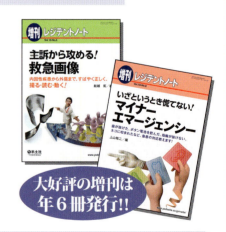

大好評の増刊は年6冊発行!!

2017年度 年間定期購読料（国内送料サービス）
- 通常号（月刊）　　　　　　　　　：定価（本体24,000円＋税）
- 通常号（月刊）＋増刊　　　　　　：定価（本体52,200円＋税）
- 通常号（月刊）＋WEB版（月刊）：定価（本体27,600円＋税）
- 通常号（月刊）＋増刊＋WEB版（月刊）：定価（本体55,800円＋税）

URL：www.yodosha.co.jp/rnote/

発行　羊土社　YODOSHA
〒101-0052 東京都千代田区神田小川町2-5-1　TEL 03(5282)1211　FAX 03(5282)1212
E-mail：eigyo@yodosha.co.jp
URL：www.yodosha.co.jp/

ご注文は最寄りの書店，または小社営業部まで

羊土社のオススメ書籍

肺炎診療
― どう見極め、まず何をすべきか

青島正大／編

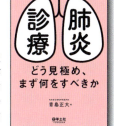

肺炎が疑われる症例にどのような検査を行うか？抗菌薬の選択は？…など、非呼吸器内科医が「これだけは知っておくべき」肺炎診療のポイントを専門医がやさしく解説します。日常診療で肺炎を診る医師必携の1冊！

- 定価（本体3,800円＋税） ■ B5判
- 160頁 ■ ISBN 978-4-7581-1811-8

Gノート別冊
Common Diseaseの診療ガイドライン
総合診療における診断・治療の要点と現場での実際の考え方

横林賢一, 渡邉隆将, 齋木啓子／編

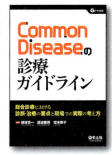

一般内科, 総合診療でよく出合う疾患について, 各ガイドラインの要点と, ガイドラインと現場とのギャップを埋める国内外のエビデンスを1冊に. 実際の現場ではどう考えるか, どこまで診るか, がサッと調べられます.

- 定価（本体4,600円＋税） ■ B5判
- 319頁 ■ ISBN 978-4-7581-1809-5

結核・非結核性抗酸菌症を日常診療で診る
すべての臨床医が知っておきたい、診断の進め方と治療の基本

佐々木結花／編,
特定非営利活動法人 非結核性抗酸菌症研究コンソーシアム／編集協力

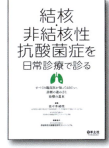

近年, プライマリ・ケアで診療する機会が増えている結核・非結核性抗酸菌症について, すべての医師が知っておくべき基礎知識と診断・治療の進め方を1冊で網羅. ありそうでなかった, 実践的でわかりやすい入門書！

- 定価（本体4,500円＋税） ■ B5判
- 207頁 ■ ISBN 978-4-7581-1802-6

これが伏見流！
心房細動の診かた、全力でわかりやすく教えます。

赤尾昌治／編

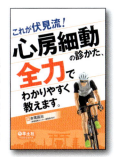

心房細動の「どの薬を使うべき？」「既往症・合併症への対処法は？」「周術期管理は？」などよくある悩みにお答えします！実臨床での治療を全力で解説したこれまでにない実践書！すべての臨床医におすすめ！

- 定価（本体3,600円＋税） ■ A5判
- 255頁 ■ ISBN 978-4-7581-0757-0

発行 羊土社 YODOSHA
〒101-0052 東京都千代田区神田小川町2-5-1 TEL 03(5282)1211 FAX 03(5282)1212
E-mail：eigyo@yodosha.co.jp
URL：www.yodosha.co.jp/

ご注文は最寄りの書店、または小社営業部まで

漢方製剤 薬価基準収載 商品番号 NC127

コタロー 麻黄附子細辛湯 エキスカプセル
劇薬

感冒、気管支炎に麻黄附子細辛湯。

感冒・気管支炎の諸症状を緩和、改善します。

- 微熱や悪寒がある。
- 全身倦怠感がある。

● 麻黄附子細辛湯で唯一の**カプセル剤**
● 眠気を誘発する成分は配合していません

〔効能・効果〕
全身倦怠感があって、無気力で、微熱、悪寒するもの。
感冒、気管支炎。

〔用法・用量〕
通常、成人1日6カプセル(1.68g)を2～3回に分割し、食前又は食間に経口投与する。なお、年齢、体重、症状により適宜増減する。

〔使用上の注意〕(抜粋)
(1) 慎重投与(次の患者には慎重に投与すること)
 1) 体力の充実している患者[副作用があらわれやすくなり、その症状が増強されるおそれがある。]
 2) 暑がりで、のぼせが強く、赤ら顔の患者[心悸亢進、のぼせ、舌のしびれ、悪心等があらわれることがある。]
 3) 著しく胃腸の虚弱な患者[口渇、食欲不振、胃部不快感、悪心、嘔吐等があらわれることがある。]
 4) 食欲不振、悪心、嘔吐のある患者[これらの症状が悪化するおそれがある。]
 5) 発汗傾向の著しい患者[発汗過多、全身脱力感等があらわれることがある。]
 6) 狭心症、心筋梗塞等の循環器系の障害のある患者、又はその既往歴のある患者
 7) 重症高血圧症の患者
 8) 高度の腎障害のある患者
 9) 排尿障害のある患者
 10) 甲状腺機能亢進症の患者
 [6)～10):これらの疾患及び症状が悪化するおそれがある。]

(2) 重要な基本的注意
 1) 本剤の使用にあたっては、患者の証(体質・症状)を考慮して投与すること。なお、経過を十分に観察し、症状・所見の改善が認められない場合には、継続投与を避けること。
 2) 他の漢方製剤等を併用する場合は、含有生薬の重複に注意すること。ブシを含む製剤との併用には、特に注意すること。

(3) 相互作用
  併用注意(併用に注意すること)

薬剤名等	臨床症状・措置方法	機序・危険因子
①マオウ含有製剤 ②エフェドリン類含有製剤 ③モノアミン酸化酵素(MAO)阻害剤 ④甲状腺製剤 　チロキシン、リオチロニン ⑤カテコールアミン製剤 　アドレナリン、イソプレナリン ⑥キサンチン系製剤 　テオフィリン、ジプロフィリン	不眠、発汗過多、頻脈、動悸、全身脱力感、精神興奮等があらわれやすくなるので、減量するなど慎重に投与すること。	交感神経刺激作用が増強されることが考えられる。

(4) 副作用
本剤は使用成績調査等の副作用発現頻度が明確となる調査を実施していないため、発現頻度は不明である。
 1) 重大な副作用
  肝機能障害、黄疸:AST(GOT)、ALT(GPT)、Al-P、γ-GTPの上昇を伴う肝機能障害、黄疸があらわれることがあるので、観察を十分に行い、異常が認められた場合には投与を中止し、適切な処置を行うこと。

※組成・性状、その他の使用上の注意等については添付文書をご参照ください。

小太郎漢方製薬株式会社

資料請求先 小太郎漢方製薬株式会社 医薬事業部
〒531-0071 大阪市北区中津2丁目5番23号 TEL06(6371)9106 FAX06(6377)4140
(9:00～17:30/土,日,祝日,弊社休日を除く)
(2016年1月制作)

Dr.浅岡の
本当にわかる漢方薬

日常診療にどう活かすか?漢方薬の特徴,理解の仕方から
実践まで解説.さまざまな疑問の答えがみつかる!

浅岡俊之/著

□ 定価(本体 3,700円+税)　□ A5判　□ 197頁　□ ISBN978-4-7581-1732-6

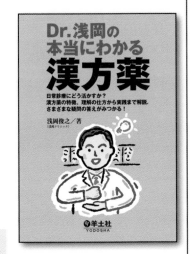

「風邪には葛根湯,インフルエンザには麻黄湯」と暗記しても漢方は使いこなせない!漢方の講演で大人気の著者が,日常診療での漢方の正しい活用法を明快に伝授します.驚くほど良くわかる切れ味抜群の解説は必読!

発行　羊土社 YODOSHA
〒101-0052　東京都千代田区神田小川町2-5-1　TEL 03(5282)1211　FAX 03(5282)1212
E-mail : eigyo@yodosha.co.jp
URL : www.yodosha.co.jp/

ご注文は最寄りの書店、または小社営業部まで